U0333338

中国医学临床百家

文建国 / 著

儿童青少年遗尿

文建国 2022 观点

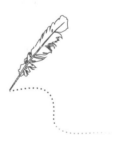

科学技术文献出版社
SCIENTIFIC AND TECHNICAL DOCUMENTATION PRESS
·北京·

图书在版编目（CIP）数据

儿童青少年遗尿文建国2022观点 / 文建国著. —北京：科学技术文献出版社，2022.7

ISBN 978-7-5189-9303-1

Ⅰ.①儿…　Ⅱ.①文…　Ⅲ.①小儿疾病—遗尿—防治　Ⅳ.① R726.94

中国版本图书馆 CIP 数据核字（2022）第 110571 号

儿童青少年遗尿文建国2022观点

策划编辑：陈　安　责任编辑：陈　安　责任校对：张吲哚　责任出版：张志平	
出　版　者	科学技术文献出版社
地　　　址	北京市复兴路15号　　邮编　100038
编　务　部	（010）58882938，58882087（传真）
发　行　部	（010）58882868，58882870（传真）
邮　购　部	（010）58882873
官方网址	www.stdp.com.cn
发　行　者	科学技术文献出版社发行　全国各地新华书店经销
印　刷　者	北京地大彩印有限公司
版　　　次	2022 年 7 月第 1 版　2022 年 7 月第 1 次印刷
开　　　本	710×1000　1/16
字　　　数	193千
印　　　张	19.25　彩插 2 面
书　　　号	ISBN 978-7-5189-9303-1
定　　　价	128.00元

序
Preface

韩启德

　　欧洲文艺复兴后，以维萨利发表《人体构造》为标志，现代医学不断发展，特别是从 19 世纪末开始，随着科学技术成果大量应用于医学，现代医学发展日新月异，发生了根本性的变化。

　　在过去的一个世纪里，我国现代化进程加快，现代医学也急起直追。但由于启程晚，经济社会发展落后，在相当长的时期里，我国的现代医学远远落后于发达国家。记得 20 世纪 50 年代，我虽然生活在上海这个最发达的城市里，但是母亲做子宫切除术还要到全市最高级的医院才能完成；

我患猩红热继发严重风湿性心包炎，只在最严重昏迷时用过一点青霉素。20世纪60—70年代，我从上海第一医学院毕业后到陕西农村基层工作，在很多时候还只能靠"一根针，一把草"治病。但是改革开放仅仅40多年，我国现代医学的发展水平已经接近发达国家。可以说，世界上所有先进的诊疗方法，中国的医生都能做，有的还做得更好。更为可喜的是，近年来我国医学界开始取得越来越多的原创性成果，在某些点上已经处于世界领先地位。中国医生已经不再盲从发达国家的疾病诊疗指南，而能根据我们自己的经验和发现，根据我国自己的实际情况制定临床标准和规范。我们越来越有自己的东西了。

要把我们"自己的东西"扩展开来，要获得越来越多"自己的东西"，就必须加强学术交流。我们一直非常重视与国外的学术交流，第一时间掌握国外学术动向，越来越多地参与国际学术会议，有了"自己的东西"也总是要在国外著名刊物去发表。但与此同时，我们更需要重视国内的学术交流，第一时间把自己的创新成果和可贵的经验传播给国内同行，不仅为加强学术互动，促进学术发展，更为学术成果的推广和应用，推动我国医学事业发展。

我国医学发展很不平衡，经济发达地区与落后地区之间差别巨大，先进医疗技术往往只有在大城市、大医院才能开展。在这种情况下，更需要采取有效方式，把现代医学的最新进展及我国自己的研究成果和先进经验广泛传播开去。

基于以上考虑，科学技术文献出版社精心策划出版《中国医学临床百家》丛书。每本书涵盖一种或一类疾病，由该疾病领域领军专家撰写，重点介绍学术发展历史和最新研究进展，并提供具体临床实践指导。临床疾病上千种，丛书拟以每年百种以上规模持续出版，高时效性地整体展示我国临床研究和实践的最高水平，不能不说是一个重大和艰难的任务。

我浏览了丛书中已经完稿的几本书，感觉都写得很好，既全面阐述了有关疾病的基本知识及其来龙去脉，又介绍了疾病的最新进展，包括笔者本人及其团队的创新性观点和临床经验，学风严谨，内容深入浅出。相信每一本都保持这样质量的书定会受到医学界的欢迎，成为我国又一项成功的优秀出版工程。

《中国医学临床百家》丛书出版工程的启动，是我国现代医学百年进步的标志，也必将对我国临床医学发展起到积极的推动作用。衷心希望《中国医学临床百家》丛书的出版取得圆满成功!

是为序。

2016 年作于北京

作者简介
Author introduction

文建国，中国和丹麦双医学博士，博士后，郑州大学第一附属医院小儿泌尿外科/泌尿外科教授、主任医师、博士研究生导师，卫生部有突出贡献的中青年专家，"新世纪百千万人才工程"国家级人选，享受国务院政府特殊津贴。丹麦奥胡斯（Aarhus）大学临床医学院荣誉教授。河南省二级教授，中原名医。现任河南省小儿尿动力国际联合实验室主任和河南省高等学校临床医学重点学科开放实验室主任。

1991年获得中国同济医科大学外科学博士学位；2000年获得丹麦奥胡斯大学临床医学博士学位；2004年赴美国哈佛大学深造，师从国际儿童尿控协会（International Children's Continence Society, ICCS）前主席 S. Bauer教授；2009年作为国际尿控协会（International Continence

Society, ICS）第一个全额资助（fellowship）尿控专科医师到加拿大麦吉尔大学泌尿外科深造，师从 ICS 前主席 J. Corcos 教授。担任中国医师协会第一届小儿外科分会副会长、中华医学会小儿外科学分会第八和第九届常委和小儿泌尿学组副组长、第一届全国小儿尿动力和盆底学组组长、中华医学会泌尿外科学分会第 2 ~ 4 届全国尿控学组委员,《中华小儿外科杂志》第九届编委会副主编、《中华泌尿外科杂志》第九届编委会编委；河南省医学会第 4 ~ 6 届小儿外科学会主任委员、第 6 ~ 7 届外科分会主任委员；ICS 尿动力委员会委员和儿童委员会委员、第一届 ICS 儿童泌尿网络培训学校校长、ICS 第七版尿失禁指南（7th International Consultation on Incontinence，ICI）专家组成员。

文建国教授从事泌尿外科临床和科研工作 38 年，对各种尿控疾病的诊断和治疗有较深的造诣，特别是对儿童尿动力和排尿功能障碍如遗尿、神经源性膀胱（neurogenic bladder，NB）等疾病的诊断和治疗有较丰富的经验。1989 年开始发表儿童排尿障碍和小儿尿动力学研究文章，2002 年启动遗尿的流行病学调查、尿动力学诊断、药物治疗等系列研究，并和丹麦进行遗尿警铃与 DDAVP 疗效比较的合作研究；调查了我国儿童青少年遗尿的患病率，发现膀胱功能（尿道）障碍、排尿控制发育延迟、夜尿增多和遗传是我国遗尿发生的主要原因，同时发现把尿（排尿）训练延迟或缺乏、尿不湿（一次性纸尿裤）过度使用、隐匿性脊柱裂、复发性泌尿系感染和不良生活习惯等也是主要危险因素。发表了 50 余篇遗尿相关研究论文，总结了一套符合我国国情的预防、诊断和治疗方案。2019 年主持编撰《儿童遗尿症诊断和治疗中国专家共识》并发表在中华医学杂志。强调了遗尿在排尿基础治疗之上按照分型进行个体化治疗，取得了显著疗效。

带领尿控团队承担国家自然科学基金 10 余项，发表科研论文 1000 多篇，其中在 SCI 收录期刊发表文章 200 多篇；2018 年主编出版世界首部《儿童和青少年临床尿动力学》（Clinical Urodynamics in Childhood and Adolescence. Springer International Publishing AG, 2018）、2021 年主编出版我国第一部《小儿尿动力学》专著，对儿童遗尿有专门章节阐述。获 9 项省部级科技成果，其中"儿童和青少年夜遗尿症流行病学与尿动力学机制研究"获得河南省科学技术进步二等奖；2013 年荣获中国泌尿外科尿控专业最高奖"大禹奖"。2018 年入选河南省千人计划，成为首批中原名医。

前言
Foreword

遗尿是一个古老的病症,最早见于中国的医学典籍《黄帝内经》,如《灵枢·九针》:"膀胱不约为遗溺。"明确指出遗尿是由膀胱不能约束所致。按照中医理论,遗尿是指3岁以上的小儿不能自主控制排尿,经常睡中小便自遗,醒后方觉的一种病症。遗尿(nocturnal enuresis, NE)英文起源于希腊文,简单来讲就是尿床(bed wetting, BW),即睡眠中发生了尿失禁。

过去尿床常被误认为是一种随着年龄增长逐渐停止的生理现象,而随着科技的发展和时代的进步,逐渐认识到5岁以上的儿童如果继续晚上"尿床"则是一种需要进行治疗的病症。按照国际儿童尿控协会(International Children's Continence Society, ICCS)定义,遗尿是指5岁以上的小儿在睡眠中不能控制排尿,发生尿失禁的一种病症;而5岁以前孩子出现夜间尿床多与其发育有关,属于生理现象。如果担心儿童尿床持续到5岁以上则需要尽快进行排尿基础训练。遗尿是很多人童年痛苦的回忆，部分患者可能一生都深受尿床的折磨。现在社会对遗尿有了新的认识，为了早日摆脱病痛，家长应积极为遗尿的孩子寻求早期治疗。

目前我国缺乏遗尿方面的参考书，为了使患者或家属了解遗尿诊断与治疗的基本知识，现根据自己30多年治疗遗尿的经验和参考国内外文献编写了这本书。内容包括遗尿的基础知识、主要原因、常用检查方法、诊断与鉴别诊断、主要治疗方法等，最后对遗尿儿童家长经常关心的问题进行专题解答。本书图文并茂，通俗易懂，使读者可以更直观了解遗尿的相关知识。

本书也是从事各种排尿异常疾病诊断及治疗工作的医护人员、研究生、本科生，尤其是接诊遗尿患者的儿科、小儿外科（小儿泌尿）、泌尿外科和尿动力盆底专业医护人员的重要参考书。

最后，特别感谢我团队中各位共同学习和工作的同事和研究生，他们查阅了大量国内外参考文献，结合多年从事尿控疾病诊疗和国外留学获得的知识和经验、参考了ICS和ICCS相关指南，对遗尿涉及的知识进行了系统的整理和总结。胡绘杰和司峰作为本书编写秘书做了大量协调工作，在此一并表示感谢。本书出版之际，恳切希望广大读者在阅读过程中不吝赐教，提出宝贵意见和建议，以期将来再版修订时进一步完善，更好地为遗尿患者和医护人员提供服务。

文建国

2022 年 2 月 2 日

目 录
Contents

遗尿的基础知识

1. 对遗尿认识的变化

（1）遗尿的起源和发展

根据里德尔·斯科特希腊语英语大辞典，遗尿（nocturnal enuresis，NE）起源于希腊文，简单来讲就是尿床（bed wetting，BW），即睡眠中发生了尿失禁。中国古代最早的典籍《黄帝内经》把遗尿定义为"膀胱不约为遗溺"。

随着科技的发展和时代的进步，人们对遗尿的认识也在发生变化。

作为横跨人类发展史的一种病症，人们对遗尿（尿床）的认识和其治疗史也随着时代的发展而进步。最早人类由于生存限制和生产物质的缺乏，以及人际关系和羞耻感的建立尚未完善，而且部族所有人都有这样的成长经历，导致人们对于儿童尿床并不在意，因此普遍认为这是一种正常现象。人们对于部分成年部落成员的尿床行为或许耻笑或许不以为意，因为与之相比，生存和繁衍的任务可能显得更为重要，因此，不难理解过去为什么遗尿被很多人认为是一项随着年龄增长而逐渐停止的生理现象。"小时候尿床是正常情况"的说法古来有之，但是如果不及时治疗，部分儿童尿床也会延续到成年，甚至陪伴终身。

19 世纪，西方的医生、社会工作者和其他专业人士开展了一场治理"污秽"的运动，越来越多的人要求将粪便、尿液等要从可见的"公共场所"转向粪便隐形的"私密的地方"，这就导致了每个人需要自我控制排泄，"排泄的时刻"越来越多地推迟直到在合适的时间和地点才可进行。在工作场所、家庭、寄宿学校和孤儿院，尿床不仅是一种私人耻辱，更被认为是一种不遵守社会约束的行为。有学习和工作需要的遗尿患者，往往因为尿床造成生活的不便难以找到工作。许多贫困家庭因无法更换污秽床单从而引发疾病，尿床的孩子则被污蔑为传染源，而父母不去寻求医生的帮助，却认为是孩子缺乏自我约束导致而惩罚孩子。这个时期的很多研究将尿床归于社会因素的产物而不是身体疾病。

19 世纪末 20 世纪初，随着工业时代各种新技术的发展，人类身体普遍被认为是一种循环体，身体与环境的界限开始变得模糊。早在 19 世纪就有猜测人体是或者是类似于电路的结构，对于尿床的认识也变得理性和科学起来，开始探索其进一步发生的原因，人们开始尝试抛弃人与自然存在界限的思想，将人类与自然整合起来。Erik Erikson 的精神分析观点在 20 世纪 50 年代开始流行，他认为与上厕所相关的训练应该作为儿童早期肌肉训练的一种，以增加孩子对于自我的控制能力。随着各种技术的发展，遗尿不再被视为一种疾病，而更多地被视为一种人格心理障碍。曾经的身体残疾变成了一个自我照顾的问题，适当的家庭治疗不再是一个简单的卫生问题而是一个自我实现的问题，这就要求父母来训练遗尿患者。此时人们认识到遗尿可能是父母教育不恰当导致，惩罚孩子不能解决问题反而会加深矛盾。这时候的遗尿仍不被认为是医学的范畴，而是养育问题，应该在家里自行解决。1946 年，美国儿科医生 Benjamin Spock 写了一本很有影响的书 ——*The Common Sense Book of Baby and Child Care*，该书销量超过 5000 万册，被翻译成 39 种语言。这本书将精神分析理论与现代儿科医学相结合，他反对在儿童发展中采用一刀切的方法，他认为父母应该更加灵活和友好地对待孩子尿床现象，而不是抱怨和惩罚。

20 世纪 90 年代，开始有有关遗尿的基因研究发表在医学期刊上，其研究认识到"尿床"有一定的遗传性，遗尿可以被描述为一种生理疾病，但尚未认识到遗尿可能会受到如厕训练和（或）人格心理失调的影响。有观点认为知道基因导致了遗尿，可以减轻父母对遗尿儿童的责备和患儿因尿床而产生的内疚和尴尬。这样，遗尿儿童对患病就没有太多的负担，而能积极参与到治疗当中，从而使得遗尿的治疗成为一个能被正确对待的问题，而不被认为是羞耻感的来源。尽管遗传因素已经被证实在遗尿的发生中起了重要作用，但遗尿仍然被认为是一个生理发育延迟、能引起心理和社会问题的疾病。

（2）遗尿治疗史

关于遗尿的治疗，中国古代早有记录。在中医，遗尿治疗属于"遗溺"证的范畴，被誉为中国最早的临床百科全书孙思邈的《备急千金要方》对遗尿的治疗也都有详细记载。历代中医名家在长期医疗实践中积累了一整套中医中药治疗遗尿的临床经验，其中偏方和针灸是最常用的治疗方法。

17 世纪，西方提出用体液或动物器官治疗尿床的方法，法尔希望利用动物有"控制能力"的器官或组织来提高人类控制尿液的能力，他规定了用"公鸡爪磨成粉或者在汤汁锅里的山羊爪"来进行治疗，这种体液和器官治疗方法出现在当时的出版物中。

19 世纪，随着西方人类思想的改变，他们认为身体和自然应该是分开的，并尝试在身体和环境之间划出界线，这就导致对于尿床的治疗手段发生了变化，加上机械时代的到来，一种"机械手段"被用于治疗尿失禁，由此看出人们对于机器的崇拜和迷信。1864年，一篇著名的医学杂志描述了一种类似"捕鼠的囚笼工具"治疗遗尿，这种"工具"可以根据阴茎大小制作，用于控制阴茎，患者发现有排尿感觉时再自行取下这个"工具"。人们为了阻止熟睡中孩子的尿液排出采用了各种物理方法和小工具，包括用绷带紧紧包裹会阴部和在尿道应用黏合剂等。

20 世纪早期，随着科学技术的进步，各种不同的方法被用于遗尿的治疗，但是夜间遗尿仍普遍被认为是一个尚未解决的问题。这些治疗方法包括各种药物和激素、特殊的饮食、限制液体、注射盐水、无菌水或液状石蜡等，各种手术或模拟手术如尿道探子、脊髓穿刺、膀胱颈烧灼、包皮切除和阴蒂切开等，身体部位的高频振动或电刺激、膀胱和直肠冲洗、水疗、各种射线照射、尿道口封闭、"氯氨酰"局部"冷冻"外生殖器、变换睡觉姿势和使用硬床垫等。随着工业时代的加速，与电相关的技术越来越多地出现在遗尿的治疗方案中，医疗机构快速发展，美国的多学科医生学者开始对遗尿进行专门研究。1938 年，Mowrer 发明了一种"遗尿报警器（enuresis alarm）"，通过检测水分然后电刺激唤醒受试者醒来排尿，这种方法至今仍在西方广泛适用。第二次世界大战以后，洗衣机和干燥机还有各种洗洁剂的使用以及 1946 年尿不湿的出现，将尿床的危害大大降低，使得遗尿成为一个更为私密的问题。

20 世纪末，医疗技术的发展使人们对遗尿的认识加深，多种治疗方式联合应用成为主要治疗模式。去氨加压素和其他新的药物开始临床使用，但其不良反应也让人担心。来自心理学的条件反射疗法和来自现代精神分析的训练技术在遗尿的治疗中发挥了重要的作用。药物、报警器、控制训练、奖励法、催眠、培训等治疗手段组成了复杂的治疗体系。

按照国际儿童尿控协会（International Children's Continence Society，ICCS）定义，遗尿是指在 5 岁以上的小儿睡眠中不能控制排尿，经常睡中小便自遗、醒后方觉的一种病。孩子 5 岁以前的夜间尿床多与其发育有关，属于生理现象，而 5 岁以后仍发生夜间尿床则为遗尿症，需要治疗。过去，遗尿是很多人童年痛苦的回忆，部分患者可能一生都深受尿床的折磨。现在社会对遗尿有了新的认识，为了早日摆脱病痛，许多家长摒弃了观望的态度，积极寻求早期治疗。尿动力技术的发展和综合治疗方法的不断改进，使得许多遗尿儿童都得到了有效治疗，告别了夜间尿床。

2. 遗尿的现状

虽然历史发展了，但是遗尿仍是影响儿童身心健康的一个常见病。遗尿的现状如何，流行病学调查研究给我们提供了大量信息。虽然从 20 世纪既有对遗尿流行病学调查资料，但是，因调查选择区域、地理环境、遗尿定义、调查实施方法、调查人群特征等因素差异，使得不同国家间有关遗尿患病率横断面调查结果存在较大差异，国内外学者对儿童遗尿的流行病学研究报告显示，世界各地区儿童遗尿的患病率差异很大。美国 10 960 名儿童和青少年横断面研究显示遗尿的患病率随年龄的增长而下降：5 ~ 8 岁的患病率为 25.1%，13 ~ 17 岁的患病率仅为 2.0%。英国 2005 年一份调查研究显示 7 岁儿童遗尿患病率为 12.8%。马来西亚 Kanaheswari1 对 4 所小学中 2487 名 7 ~ 12 岁儿童调查显示，其发生率为 8%。芬兰的一项以人口为基础的研究显示，夜遗尿从 4 ~ 7 岁时的 17% 显著下降到 17 岁时的 1.0%。中国香港调查 16 512 名 5 ~ 19 岁的儿童和青少年，结果发现 5 岁孩童遗尿的患病率约为 16.1%，而 19 岁时的患病率约为 2.2%。在非洲，对 5 ~ 16 岁的 1575 名儿童进行调查患病率为 12.95%。在对韩国 7 ~ 12 岁的 12 570 名儿童调查发现，遗尿总患病率为 10.6%，7 岁为 20.4%，12 岁降为 5.6%。中国台湾对 6 ~ 12 岁 7225 名儿童进行调查发现，遗尿的总患病率为 5.5%，

7 岁为 9.27%，11 岁降为 1.56%。2006 年中国大陆文建国等做了一项针对 10 088 名儿童和青少年（5 ～ 18 岁）遗尿的调查，夜遗尿的患病率从 5 岁 11.83% 下降到 16 ～ 18 岁时的 1.19%；2017 年再次对儿童和青少年（5 ～ 18 岁）进行遗尿的调查显示，遗尿的患病率从 5 岁时的 15.13% 下降到 18 岁时的 1.13%。尽管遗尿的患病率随着年龄的增长而逐渐降低，但是大量文献表明到了成年仍有 1% 左右的遗尿患病率，也有文献报道成人遗尿的患病率远远高于这个数据。在中国香港一项针对 8534 名受访者（男性 3996 名，女性 4538 名）的调整显示，年龄在 16 ～ 40 岁，2.3% 的成年人有持续性夜遗尿。在韩国一项针对 2117 名青少年和成年人的全国性流行病学研究中，按每个月至少有一次遗尿作为诊断标准，夜遗尿的患病率为 0.5%；按每三个月作为诊断标准为 1.4%；按每六个月作为诊断标准为 2.6%。在英国对 1040 名成年人进行的一项研究中，夜遗尿的患病率很高，据报道为 6.0%。

近年来，遗尿的病因和高危因素的研究有了显著进展，对发病机制有了进一步的认识，提高了遗尿的诊断和鉴别诊断水平，显著加深了社会及遗尿患儿自身对遗尿的重视程度，改善了患儿的生活质量。但是，目前我们确实仍然不能完全治愈所有遗尿患儿，其主要原因为遗尿是多因素相关的疾病，我们仍缺乏对其基础病理机制的完全了解。很多因素已经被证实与遗尿的发生和发展有显著相关性，其中有些因素被流行病学调查证实是遗尿的主要原因，如排尿控制中枢发育延迟、夜间多尿、膀胱尿道功能障碍和遗传等；有些因素被认为是遗尿发生的危险因素，包括觉醒障碍、隐匿性腰骶部脊柱裂、精神心理类疾病、尿不湿过度使用与排尿训练延迟、高钙尿症、呼吸道梗阻和尿路器质性病变等（详见后面章节）。

虽然遗尿患病率高，但是多数国家仍然未对遗尿产生足够重视。一方面，在中国仍有许多家长认为儿童遗尿并不是一种疾病，不会因为遗尿问题而特意带孩子去医院就诊，这可能耽误治疗孩子遗尿的最佳窗口期，给孩子带来终身的尿床问题和心理遗憾。另一方面，一部分医院大夫对儿童遗尿的诊断和治疗还存在很大的误区，中度和重度的儿童遗尿患者受到多数医生和家长的重视，而轻度遗尿患者并未受到过多关注，没有进行专业的检查导致不能全面分析遗尿的产生原因，不能全面的依据国际尿控协会（International Continence Society，ICS）和中国专家制定的治疗原则去实施治疗。近年来，随着尿动力学和遗尿基础研究的进展及儿童尿控学术平台的建立，遗尿的诊断治疗水平得到了显著提高，许多遗尿儿童都得到了及时治疗。

（胡绘杰　窦启锋　整理）

3. 儿童排尿功能的发育

遗尿是指睡眠中发生的尿失禁或睡眠中不能控制尿液的排出。想要正确认识遗尿需了解儿童正常排尿及排尿控制的发育过程。众所周知，排尿是人的基本生理活动，正常成人无论白天或晚上都能控制排尿，不会发生尿失禁。但是，新生儿无论大脑还是行为都有待进一步发育，白天和晚上就不能像成人那样有效控制排尿，这是正常现象。以后随着身体的发育，膀胱容量的增加，可逐步具备控尿能力。成人每天从体内排出 1000 ～ 2000 mL 尿液，而儿童排尿量（voided volume，Vv）个体差异较大。血液流经肾脏最终形成尿液，不断经肾盂、输尿管运送至膀胱，尿液在膀胱内储存达一定量时，即可引起反射性排尿，最终将尿液经尿道排出体外，即排尿过程。正常小儿的排尿功能处于一个逐渐生长发育的阶段，由新生儿期的不自主排尿过渡到成人的自控性排尿，年龄不同其产尿、储尿和排出尿液相关器官解剖结构和生理特点各异。

（1）尿液的产生与储存

肾脏是机体最重要的排泄器官，位于腹腔后上部、脊柱两侧，主要功能是产生和排出尿液来调节人体的水盐代谢和离子平衡，以维持机体内环境的相对稳态。儿童年龄越小，肾脏体积相对越大，新生儿双肾占体重的 1/120，而成人约占体重的 1/220。新生儿肾脏位置可低至髂嵴以下第 4 腰椎水平，2 岁以后才达髂嵴以上。肾实质分为皮质和髓质两部分，肾皮质位于肾实质的表面，新生儿肾实质厚度不足 5 mm，含丰富的血管，主要由肾小体和肾小管构成；髓质位于深部，因血管少而呈淡红色，由肾锥体构成。锥体的基底部位于皮质和髓质交界的边缘处，而顶部伸向肾窦，终止于肾乳头。肾小盏呈漏斗状，包绕肾乳头。2 ～ 3 个肾小盏合成肾大盏，2 ～ 3 个肾大盏又合成一个肾盂，肾盂逐渐缩小出肾门移行为输尿管。1 岁左右婴儿肾盂容积为 1 ～ 2 mL，5 岁以内者以 1 mL/ 岁来估计，年长儿为 5 ～ 7 mL，成人一般为 10 mL 左右。

人体每个肾脏含有 80 万～ 100 万个具有独立生成尿液功能的肾单位，是肾脏的基本功能单位，与集合管共同完成尿液的生产过程。新生儿出生时肾单位数量已达成人水平，但其生理功能尚未完善，虽然能满足正常小儿的一般代谢需要，但在患病时或其他紧急情况下，很容易发生功能紊乱。经肾血流依次流经肾动脉、叶间动脉、弓状动脉和小叶间动脉，最终由入球小动脉进入肾小球。其中约有 20% 的血浆经肾小球毛细血管滤出，进入肾小囊形成超滤液。肾小球形成超滤液是尿生成的第一步，肾小球滤过率是衡量肾功能的重要指标。由于新生儿肾皮质、肾小球发育差，血流供应量少，肾脏的滤过作用主要由近髓肾单位承担；入球小动脉阻力较高，肾小球的血流量较低；肾小球毛细血管通透性较低；新生儿每搏输出量小，血压低，肾小球滤过压也较低。因此，新生儿出生时肾小球滤过率低，平均约每分钟 20 mL/1.73 m^2，故不能有效地排出过多的水和溶质，出生 1 周后肾小球滤过率迅速增加，至 1 岁时接近成人水平。肾小球滤过率在儿童期有明显性别差异，女童肾小球滤过率显著高于男童。超滤液进入肾小管形成小管液，再经肾小管和集合管的重吸收和分泌形成终尿。

肾脏形成尿液的过程包括肾小球滤过、肾小管和集合管的重吸收和分泌，均受神经、体液及肾脏自身的调节。肾交感神经兴奋传出冲动，释放去甲肾上腺素，通过减少肾血流量、增加肾小管重吸收，致肾小球滤过率下降，尿量减少。同时尿液生成过程受到抗利尿激素（antidiuretic hormone，ADH）、肾素－血管紧张素－醛固酮系统、心房钠尿肽、一氧化氮及前列环素等因素作用。ADH 呈昼夜节律，即夜间分泌率较高，若夜间分泌量不足将导致儿童夜间遗尿。尿液最终储存至膀胱内，当膀胱充满尿液时，引起膀胱逼尿肌收缩、尿道内外括约肌松弛，产生排尿。

新生儿及婴幼儿的肾小球滤过率、肾血流量、肾小管的重吸收能力及排泄功能均不成熟，表现为排尿次数增多、尿比重低、浓缩功能差等。当新生儿及幼婴尿稀释功能已接近成人，可将原尿稀释至 40 mmol/L，但由于肾小球滤过率低，排泄水分的速度较慢，一般要到 1 ～ 1.5 岁时肾功能才达到成人水平。正常小儿的尿液为淡黄色，其个体间差异较大。尿量与液体的入量、气温、食物种类、活动量及精神因素有关。婴幼儿每昼夜尿量为 400 ～ 600 mL，学龄前儿童为 600 ～ 800 mL，学龄儿童为 800 ～ 1400 mL。学龄儿童一昼夜尿量小于 400 mL、学龄前儿童小于 300 mL、婴幼儿小于 200 mL 为少尿；一昼夜尿量小于 30 ～ 50 mL 者为无尿。

（2）膀胱和尿道的发育

肾脏产生的尿液通过输尿管不断输入膀胱，然后在尿道（括约肌）配合下实现尿液的储存和排出。显然，正常的排尿和排尿控制离不开膀胱和尿道的解剖和功能的正常发育。

膀胱为锥体形囊状肌性储尿器官，其大小、形态和位置随年龄和其充盈状态而异。新生儿膀胱位置比成人高，大部分位于腹腔内，尿道内口可达耻骨联合上缘的平面。随年龄增长，骨盆腔增大，膀胱逐渐下降到小骨盆内，约至青春期才达成人的位置。新生儿膀胱未充盈时呈纺锤状或梨形，充盈时呈圆形，与成人相似。空虚膀胱可分为体、底、顶、颈四部分，但各部分没有明确的分界。

男性其膀胱颈与前列腺相接，女性则与尿道和盆膈相接。膀胱壁分为三层：膀胱黏膜层、膀胱肌层和膀胱外膜。输尿管肌层是由螺旋形肌纤维构成，只有膀胱壁的肌纤维是纵行，进入膀胱后肌纤维成扇形构成三角区肌肉浅层，并向前延伸达精阜部后尿道。当输尿管穿入膀胱壁时，由一纤维鞘（Waldeyer 鞘）包绕，此鞘在膀胱外固定于输尿管外膜上，下行附着在三角区深层，输尿管位于中间，使其能适应膀胱的充盈和空虚状态。穿过膀胱壁进入腔内的输尿管段，其位于膀胱黏膜下，并开口于膀胱三角区。输尿管膀胱连接部的单向活瓣作用取决于膀胱黏膜下段输尿管长度和三角区肌层保持这个长度的能力，还有逼尿肌对该段输尿管后壁足够的支撑作用。研究表明儿童功能性膀胱容量（functional bladder capacity，FBC）可用年龄估计，男女无显著性差异。膀胱容量随年龄而增加，1 岁以内儿童膀胱容量用公式评估：膀胱容量（mL）=38+（2.5×月龄）；大于 1 岁用公式计算：膀胱容量（mL）=［30+ 年龄（岁）×30］。测定小儿膀胱容量的常用方法是做两天排尿日记（voiding diary，VD）（即排尿频率体积表），选择最大排尿量，同时排除第一天早晨排尿量，因其相当于头一天晚上膀胱储尿量。

儿童男性尿道为一细长的管状器官，起源于膀胱颈的尿道内口，止于阴茎头顶端的尿道外口，起始只有排尿功能，于青春期开始后也有射精功能。胎儿男性尿道在胚胎期孕 8 周时，尿道就开始发育，胎肾开始产生尿液，在孕 20 周时超声可以检测到胎儿排尿，1 岁时男性尿道长度为 5 ～ 6 cm，到性成熟期长度约 12 cm。男性新生儿尿道生长缓慢，青春期以后才迅速生长。出生时男婴常有包茎或包皮过长，随年龄增长阴茎发育，包皮自行向上退缩，儿童到 3 岁大部分生理性包茎可以自愈。儿童男性尿道的前列腺部、膜部和海绵体部三个部分的组织结构有所不同，管壁可分为黏膜层、黏膜下层和肌层。新生儿尿道黏膜发育较差，黏膜上皮易脱落及受伤，黏膜腺体、弹力纤维和结缔组织的发育均较差。

女婴尿道较短，新生儿尿道仅 1 cm，以后可增加到 3 ～ 5 cm。女性尿道仅有排尿功能，起于尿道内口，在阴道的前方向前下，穿尿生殖膈，终于尿道外口。女性尿道由黏膜和肌层组成，固有层较厚，黏膜丰富，常形成尿道黏膜皱襞；肌层由内纵、外环两层组成。排尿时内层平滑肌收缩，尿道缩短，使尿道口径增宽变为漏斗形；外层平滑肌具有缩窄尿道的作用。

尿道横纹肌在人体控尿机制中起重要作用，横纹肌纤维可分为慢收缩型和快收缩型。慢收缩型肌纤维主要作用是在正常控尿中可长时间收缩而不疲劳，能产生持续张力，使膀胱储尿期尿道有持续闭合压力即静态尿道压，担负被动控尿；快收缩型肌纤维在腹压增高时可快速收缩，产生短暂的尿道高压即应力期尿道压，能够紧急关闭尿道防止漏尿而实现主动控尿。

女性和男性胎儿在尿道和膀胱肌肉的神经支配上有不同的特点。尿道肌肉的组织学和免疫组化分析显示，女性胎儿的尿道膀胱颈和近 1/3 的横纹肌纤维分布比较少，无髓神经纤维伴行有髓神经纤维在近 1/3 尿道的后壁支配平滑肌纤维，这些肌纤维与外侧和前侧阴道壁的解剖关系密切；而在男性胎儿中膀胱颈和近端尿道处无髓神经纤维与有髓神经纤维相伴而行。目前认为，胎儿早期膀胱逼尿肌可自发收缩使尿液从膀胱排出体外，排尿过程不依赖于神经调节支配；而胎儿晚期排尿过程由脊髓和脑干形成的原始反射通路协调完成。机体多系统协调合作促进膀胱功能发育成熟；胎儿期的膀胱状态将会持续到出生后早期新生儿时期；整个控尿机制的发育完全，需要持续到青春期之后，性成熟之前完成。

（3）排尿和排尿控制

婴儿的排尿神经通路尚未完全发育成熟，正常排尿功能在新生儿期主要由低位中枢控制的反射性排尿即脊髓反射自发排空膀胱来实现。此阶段已经存在中枢和周围神经系统不全协调。随着生长发育儿童逐步建立了高级中枢脑干－大脑皮层控制，绝大多数儿童3岁时在白天已能完全控制排尿；在 1.5 ～ 3 岁时，主要通过控制尿道外括约肌和会阴肌控制排尿；若3岁后仍不能控制膀胱充盈期逼尿肌收缩，则出现不稳定膀胱，表现为白天尿频、尿急、偶然尿失禁和夜间遗尿。

排尿的基本反射中枢位于脊髓，由两个相互联系的反射活动组成。一是盆神经传入膀胱充胀的感觉冲动，到达脊髓骶 2 ～ 4 段侧柱的排尿中枢；经盆神经传出，引起逼尿肌收缩与尿道内括约肌松弛，后尿道放宽，阻力减小，尿液被压入后尿道。二是当尿液进入后尿道，刺激其中的感受器，经盆神经传入脊髓排尿中枢，抑制骶 2 ～ 4 段前角细胞，减少阴部神经的紧张性传出冲动而使尿道外括约肌松弛，于是尿液被迫排出。同时其还受大脑皮层高级中枢的控制，可有意识的抑制或加强该反射过程。逼尿肌收缩加强了对膀胱内感受器的刺激，尿流加强了对后尿道内感受器的刺激；冲动经由盆神经、腹下神经与阴部神经传入脊髓，并经脊髓－丘脑通路向上传导，继而经丘脑投射于大脑。正常成人的排尿受大脑皮层的随意抑制，在没有合适的时机或场所时，能够继续憋尿，可以毫无痛苦地憋尿 600 mL，甚至忍痛憋尿到 800 mL；在排尿过程中，大脑可以随意使尿道外括约肌和会阴部肌肉强力收缩，关闭后尿道，抑制尿液刺激后尿道所引起的排尿反射，并使尿液退回膀胱和使膀胱逼尿肌逐渐松弛。但是，大脑的排尿抑制区定位还不明确，它的下行通路是皮层脊髓束与锥体外通路，最终抑制脊髓排尿中枢和兴奋有关的横纹肌的运动神经元，以实现排尿的抑制。小儿由于大脑功能尚未发育完全，对基本排尿中枢的抑制能力较弱，因此排尿频繁，夜间睡眠中容易发生遗尿，乃至尿失禁。昏迷状态的成年人和大脑功能衰退的老年人也能发生尿失禁。婴幼儿及儿童排尿模式主要有两种类型：一是反射性排尿，见于新生儿，表现为尿量少，排尿频繁，常有残余尿，尿动力学检查结果显示逼尿肌收缩时尿道括约肌协调扩张，随即出现无意识间断排尿；二是小儿型排尿，指小儿有尿意意识，能随意启动排尿和不同程度延迟排尿，膀胱容量逐渐增加，排尿间隔时间延长。小儿排尿模式从婴幼儿向成人转变过程中均会表现出不同程度逼尿肌－括约肌协同失调（detrusor-sphincter dyssynergia，DSD）和间断排尿（intermittent voiding，IV）。

　　传统认为新生儿及婴幼儿排尿仅是由于初级中枢脊髓反射的结果，膀胱没有抑制反射的能力，而有意识自主性的排尿是在生长发育过程中逐步成熟的；随着进行性的发育成熟，通过对膀胱排空反射的自主抑制可达到对充盈膀胱的控制；正常膀胱功能成熟延迟，仍然保持婴幼儿的排尿方式，与原发性夜间遗尿、逼尿肌不稳定、排尿功能异常和泌尿系统感染有关。而目前研究认为新生儿和婴儿排尿可能受到高位神经中枢的控制，其也促进了出生后排尿反射的发育。在脊髓腰段横断之后，开始出现逼尿肌松弛、膀胱无紧张性，排尿反射消失，引起尿潴留；只要脊髓骶段中枢及其与膀胱和尿道的神经联系完整，经过一段时间之后可恢复排尿反射，出现尿频。膀胱内只要有 150 mL 左右的尿即可引起排尿反射，但是不能排空膀胱，这样的患者既无"尿意"，也不能随意控制排尿。膀胱的大量贮尿与完全排空、"尿意"与排尿的随意控制都需要有脑的高级中枢参与。

随年龄增长、大脑皮质的发育，在脊髓排尿中枢与脑干、大脑皮质下的各排尿中枢之间，逐渐建立神经反射通路，使其排尿功能日臻完善，在合适时间、地点，能够随意控制排尿周期的整个生理活动过程。流行病学调查显示出生 6 个月后开始排尿训练（把尿训练）可以使婴儿逐渐获得夜间尿控能力。1 ～ 2 岁时自主排尿控制开始逐渐发育。2 ～ 3 岁时出现更自主或更成人化的排尿控制方式，即当周围环境不宜排尿时，能自主的抑制和延迟排尿；当环境允许时，即使膀胱充盈尚未饱和也能积极开始排尿直至排空膀胱。3 ～ 4 岁时完全具备成人排尿模式。5 岁前约 90% 儿童获得排尿控制能力，白天、夜晚均无遗尿现象（图 1）。

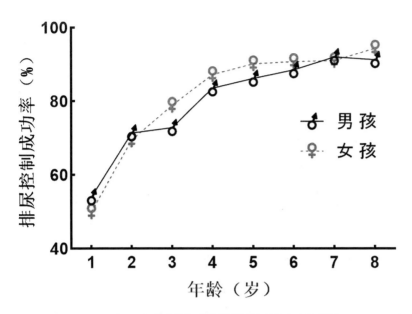

图 1　儿童随着年龄增长排尿控制能力逐渐增强

（来自：WEN J G，et al. Development of nocturnal urinary control in Chinese children younger than 8 years old. Urology，2006，68（5）：1103-1108）

　　膀胱的逼尿肌和尿道内括约肌受副交感神经和交感神经的双重支配，主要通过 3 条周围神经通路调节储尿及排尿作用，即骶副交感神经（盆神经）、脊柱胸腰段交感神经（下腹神经和交感干）和骶躯体神经（主要是阴部神经）（图 2）。引起排尿的原发性刺激是由于膀胱扩张，使膀胱壁的张力增加，牵拉了膀胱壁内的牵张感受器产生充胀感觉；随着尿量增加，牵张感受器所受的牵拉张力越大，充胀感觉越强。此外，由于膀胱的过度膨胀和收缩还会刺激膀胱的痛觉末梢引起痛觉。逼尿肌压力是指逼尿肌收缩时对膀胱产生的压力，是排尿时膀胱压力的主要来源，也是排尿发起的最关键动力。儿童逼尿肌最大压力随年龄增加而减小，结果使膀胱顺应性增加。

正常儿童逼尿肌主要受神经系统支配，其逼尿肌非抑制性收缩一般发生在 8 岁以内，在中枢神经系统发育不良或病变、尿路感染等病理状态下，逼尿肌非抑制性发生率可增加；逼尿肌非抑制性收缩发生在小儿，表现为尿频、尿急、尿失禁、遗尿等。当膀胱充盈时，膀胱壁的牵张感受器受到牵拉，沿盆神经传入神经纤维到达脊髓骶段的排尿反射低位中枢，同时也到达脑干－大脑皮层高级排尿反射中枢，后经副交感神经控制，当尿道阻力下降到与膀胱内压力相等时引起排尿。对于排尿控制发育成熟者来说，当膀胱充盈信息到达大脑时，可通过人的主观感觉控制排尿。此外，尿液对尿道的刺激可进一步反射性地加强排尿中枢活动，使排尿反射正向增强，直至排空膀胱。男性在排尿后期可通过球海绵体肌的收缩将尿道内残留的尿液排出体外，女性则靠重力作用排尽。另外，排尿时腹肌和膈肌强有力的收缩，也可产生较高的腹压，加速尿液的排出。排尿结束后，膀胱内压下降，逼尿肌舒张，尿道外括约肌收缩，膀胱颈关闭，膀胱再次进入储尿期。

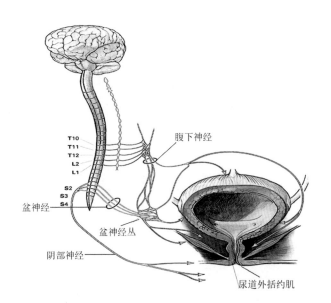

T10
T11
T12
L2
L1

S2
S3
S4

腹下神经

盆神经

盆神经丛

阴部神经

尿道外括约肌

图 2 膀胱和尿道的神经支配（见书末彩插）

尿动力学检查是评估排尿功能不可或缺的手段，通过检测逼尿肌压力、膀胱顺应性、尿流率、肌电图等可反映膀胱的各种参数。儿童逼尿肌最大压力随年龄增加而减小，而膀胱顺应性随年龄增加而增大，说明随着年龄变大，膀胱充盈期逼尿肌对充盈体积适应性不断增加（表 1）。在正常膀胱充盈期间，逼尿肌压力变化较小，且膀胱内压力基本不发生变化，这称为膀胱顺应性正常。充盈过程中正常儿童顺应性不应超过基线压力 $0.05y$ mL/cmH$_2$O（$y=$ 该年龄的膀胱容量，计量单位：mL）。如果一个正常膀胱从空虚到充盈经历了 400 mL 的容积变化，其压力变化应该低于 10 cmH$_2$O，膀胱顺应性应该低于 40 mL/cmH$_2$O，不同人群的膀胱顺应性正常值范围不同。

表 1　正常小儿膀胱压力容积测定值 [$\bar{x}\pm s$（例）]

年龄（岁）	性别	残余尿量（mL）	最大充盈量（mL）	最大排尿压（mmHg）	逼尿肌最大收缩值（mmHg）	膀胱顺应性（mL/mmHg）
<1	男	5.95±4.05(10)	47.50±30.53（10）	54.29±6.26（7）	51.14±7.01（7）	4.9.00±0.73（7）
	女	7.50±7.23（6）	66.43±52.50（7）	41.60±14.93（5）	38.40±15.77（5）	5.29±2.28（4）
~3	男	4.38±2.71（6）	135.00±23.45（11）	54.38±8.94（8）	46.43±4.16（7）	10.30±3.00（10）
	女	3.33±3.33（6）	162.50±37.14（10）	45.69±12.49（9）	38.75±9.79（8）	9.74±1.07（8）
~8	男	7.67±4.64（12）	200.88±44.89（17）	60.00±17.89（8）	52.33±12.16（6）	13.72±5.19（10）
	女	5.60±3.56（5）	164.50±53.57（8）	46.25±11.44（4）	44.00±9.09（4）	8.58±2.14（4）
~13	男	6.07±4.03（14）	299.29±44.11（14）	50.00±12.61（9）	45.78±12.86（9）	18.11±4.07（1）
	女	5.25±4.72（14）	253.00±59.16（6）	52.00±9.98（4）	49.00±8.08（4）	15.30±3.20（4）

本表来自：文建国，郭先娥，童尔昌．正常小儿膀胱尿道压力测定．中华小儿外科杂志，1989，10（6）：347-350.

尿液经肾脏生成后暂贮于膀胱，贮存达一定量后发生排尿过程。排尿除受中枢神经系统复杂控制外，也受到以下诸多因素的影响：①年龄：婴儿排尿不受意识控制，3岁以后才能自我控制。②饮食与气候：摄水量增多可使尿量增加；食物中含钠盐多，可导致机体水钠潴留，使尿量减少；气温较高时，呼吸增快，大量出汗，尿量减少。③个人习惯：多数人会养成排尿时间（voiding time，Vt）习惯，且与日常作息时间相关；排尿姿势、排尿的环境也会影响排尿活动。④治疗因素：如利尿剂可使尿量增加；手术中使用麻醉剂、术后疼痛可导致术后尿潴留。⑤疾病因素：神经系统受损可使排尿反射的神经传导、控制排尿意识障碍，导致尿失禁。⑥心理因素：紧张、焦虑、恐惧等情绪变化，可引起尿频、尿急或因抑制排尿而出现尿潴留；暗示也会影响排尿，如听觉、视觉及身体其他部位的感觉刺激可诱导排尿。

（喻佳婷　杨静　整理）

参考文献

[1] WEN J G，WANG Q W，CHEN Y，et al. An epidemiological study of primary nocturnal enuresis in Chinese children and adolescents.Eur Urol，2006，49（6）：1107-1113.

[2] BARNES，D. S. 'Confronting Sensory Crisis in the Great Stinks of London and Paris'，in W. A. Cohen and R. Johnson（eds）Filth：Dirt，Disgust，and Modern Life. Minneapolis：University of Minnesota Press，2005：103–129.

[3] POOVEY M. Curing the "Social Body" in 1832：James Phillips Kay and the Irish in Manchester.Gender and History，1993，5（2）：196–211.

[4] HU H J，ZHANG Z W，LIANG Y，et al. Prevalence，Risk Factors，and Psychological Effects of Primary Nocturnal Enuresis in Chinese Young Adults. IntNeurourol J，2021，25（1）：84-92.

[5] WANG Q W，WEN J G，ZHANG R L，et al. Family and segregation studies：411 Chinese children with primary nocturnal enuresis.Pediatr Int，2007，49（5）：618-622.

[6] 文建国 . 小儿尿动力学 . 北京：人民卫生出版社，2021：3-33.

[7] 文建国，黄书满，吕宇涛 . 小儿膀胱功能的发育及排尿特点研究进展 . 中华小儿外科杂志，2014，35（3）：224-227.

[8] 文建国，郭先娥，童尔昌 . 正常小儿膀胱尿道压力测定 . 中华小儿外科杂志，1989，10（6）：347-350.

[9] WEN J G，WANG Q W，WEN J J，et al. Development of nocturnal urinary control in Chinese children younger than 8 years old. Urology，2006，68（5）：1103-1108.

[10] WEN J G，LU Y T，CUI L G，et al. Bladder function development and its urodynamic evaluation in neonates and infants less than 2 years old. Neurourology& Urodynamics，2015，34（6）：554-560.

遗尿发生的主要原因

原发性夜间遗尿（primary nocturnal enuresis，PNE）指 5 岁以上患者每月遗尿次数至少 2 次，从未获得超过 6 个月的夜间控尿能力，没有明显尿路和神经系统器质性病变。PNE 患者占所有遗尿患者的 70% ～ 80%。病因尚不完全清楚，一般认为是多种因素共同作用的结果，排尿控制中枢发育延迟（脑部发育延迟、睡眠觉醒障碍和脑干功能紊乱）、夜间多尿和膀胱尿道功能障碍是主要原因。最近研究显示遗传也是发生 PNE 不可忽视的原因之一。

4. 排尿控制中枢发育延迟

（1）大脑发育延迟

临床上多数 PNE 儿童有夜间不能清醒排尿的现象，尿床孩子的父母总是描述他们的孩子睡得很沉，不能醒过来。这可能与脑部发育延迟有关，是发生 PNE 的原因之一。

控制人类排尿的脑神经回路主要包括丘脑、脑岛、外侧前额叶皮层、内侧前额叶皮层和中脑导水管灰质区，调节人的睡眠 - 觉醒状态的则是脑干网状结构、丘脑、后下丘脑及基底前脑。正常儿童的排尿控制是逐渐发育的过程，到 5 岁时已基本获得成人模式的排尿控制。若是患儿中枢发育不完全，大脑皮层的排尿控制能力、睡眠 - 觉醒机制调控能力不足，则容易出现夜间遗尿症，这也是为何遗尿症是自愈性疾病，即不经过治疗仍有部分儿童可自愈的原因。Freitag 等认为具有阳性家族史的遗尿患儿具有显著的皮质成熟障碍，这主要是由脑干核团异常引起。而下丘脑或更低水平的中枢神经系统某些神经核团功能成熟延迟可引起觉醒障碍。

Schulz-Juergensen 等研究显示：PNE 儿童前脉冲抑制水平（Prepulse inhibition，PPI）较正常儿童明显降低，提示大脑皮层及脑桥成熟延迟。近年来随着功能磁共振等影像技术的进步，PNE 患儿大脑功能、解剖研究逐渐增多。Lei 等通过磁共振质子波谱研究 PNE 患儿大脑代谢变化，结果发现：PNE 患儿左前额叶和脑桥 N-乙酰天冬氨酸（N-acetyl-aspartate，NAA）与总肌酐比值、NAA 与胆碱比值均明显降低，提示这些区域出现功能障碍或发育不全。反应抑制指大脑抑制由某一刺激引起的动作反应能力，在控制排尿过程中发挥重要作用，但 PNE 患儿在执行反应抑制任务如停止信号任务时，额前皮质活动异常且在休息时出现自发脑电活动改变；弥散张量成像技术显示 PNE 患儿下丘脑、额中回、前扣带皮层、脑岛等存在微小的结构改变。左前额叶是控制和调节认知活动的最高控制中枢且儿童左前额叶成熟较右侧额叶延迟，因此 PNE 患儿排尿控制中枢功能异常可能是由左前额叶发育延迟引起。排尿控制中枢随着年龄增长逐渐成熟，解释了 PNE 发病率随着年龄增长逐渐降低这一现象。

伴随着一些无创性检查新技术的发展，PNE 的神经机制研究也越来越深入。多导睡眠监测技术（polysomnography，PSG）是当今睡眠医学中的一项重要新技术，通过记录脑电图和 SpO_2 等呼吸睡眠参数对睡眠障碍、睡眠呼吸紊乱和睡眠呼吸暂停、低通气综合征疾病进行分析、诊断。国外学者研究发现 PNE 患儿容易发生在从慢波睡眠觉醒时，并且其发生与快速动眼睡眠无关，而且遗尿症儿童在遗尿时睡眠模式未发生改变，此发现支持婴幼儿中枢神经系统不成熟、不能抑制睡眠时排尿反射从而导致遗尿的观点。有学者对 NE 儿童进行脑电图研究，发现 NE 儿童过度换气频率增加，可能和大脑皮质发育成熟延迟有关。也有学者通过脑电图发现夜间遗尿症儿童左侧颞叶和双侧额叶 α 波活性降低，右侧颞叶 δ 波活性增加，认为 PNE 患儿脑发育成熟不足。

功能磁共振成像（functional magnetic resonance imaging，fMRI）是近年新兴的一种非损伤性活体脑功能检测技术，主要根据脑活动导致的血流动力学改变来推测神经元活动强度。静息态脑功能磁共振成像（resting-state functional magnetic resonance imaging，Rs-fMRI）是指在无特定任务且受试者在不进行系统思考的状态下进行磁共振扫描，用来探查大脑自发神经活动的变化。有学者利用 Rs-fMRI 技术研究 NE 儿童的脑功能变化，发现 NE 儿童内侧额叶额中回、额下回、左侧中脑部分区域以及枕叶等神经元活动异常，认为这些脑区的功能异常可能影响患儿的排尿控制和排尿决策，从而引起遗尿。任务态脑功能磁共振成像是指在扫描过程中给予被试者视觉、听觉或其他刺激，从而诱导大脑的不同神经状态，并通过比较不同状态下记录的信号获得激活图。在 N-back 范式事件相关功能磁共振成像研究中，NE 儿童小脑左后部激活程度明显低于对照组，研究者由此认为 NE 儿童存在工作记忆缺陷，小脑功能障碍与此相关。

丘脑出现显著变化，可能会影响尿液的储存和睡眠觉醒。有学者以丘脑为种子点进行脑功能连接研究发现，PNE 儿童的左侧丘脑与左内侧额上回的功能连接强度显著性下降，左内侧额上回位于内侧前额叶皮层，是大脑额叶最活跃的区域之一。内侧前额叶皮层与前扣带回、脑岛、丘脑和下丘脑相互通讯沟通，而这些脑区都与随意排尿控制有关。左内侧额上回与左侧丘脑的功能连接强度减弱可能会导致信息门控缺陷，减弱大脑对睡眠时排尿反射的抑制，从而导致 PNE 的发生。

神经发育的延迟或排尿控制发育的延迟为婴幼儿积极进行排尿训练、促进排尿控制机制的发育、预防 PNE 的发生提供了理论支持，也为使用健脑素（DHA，即不饱和脂肪酸二十二碳六烯酸）辅助治疗 PNE 提供了依据。

（2）睡眠觉醒障碍

多数遗尿儿童伴有夜间唤醒困难，且唤醒后意识不清楚，夜间多尿和膀胱功能障碍并不能解释为何 PNE 患儿晚上遗尿时不能醒来自行排尿，提示觉醒障碍是遗尿的重要发病机制之一。

流行病学调查及脑电图监测均证实 PNE 患儿存在睡眠深度增加和觉醒能力降低。PNE 患儿患有夜间异相睡眠（paradoxical sleep，PS）显著高于正常儿童。多数 PNE 患儿尿床发生在前半夜，常出现心动过速。Van Herzeele 等通过研究发现 PNE 患儿夜间睡眠过程中周期性肢体运动较正常儿童明显增多，睡眠质量明显下降，清晨唤醒较困难。Hunsballe 对 PNE 患儿及正常儿童用多导睡眠监测仪进行连续 4 天夜间描记观测，发现 PNE 患者的慢波睡眠Ⅲ期 δ 波显著多于正常儿童。Kawawchi 报道与 Hunsballe 研究结果相似，且提出睡眠觉醒功能障碍是由中枢神经系统某些神经核团功能的成熟延迟引起的，随着年龄的增加，睡眠觉醒障碍有消退趋势，更证明觉醒功能障碍是由神经系统功能延迟成熟所致。夜间唤醒困难的遗尿儿童促肾上腺激素释放激素分泌减少，促肾上腺激素释放激素水平可能与膀胱排尿功能或者夜间唤醒有关。位于脑桥背侧大脑背盖的排尿中枢巴林顿核紧邻与睡眠觉醒有关的去甲肾上腺素能的蓝斑核与胆碱能蓝斑下核，而且蓝斑核是由神经元延伸到分泌去氨加压素的下丘脑并形成连接，排尿中枢与睡眠中枢的这种紧密联系是睡眠异常导致遗尿的解剖基础。有报道治疗下尿路症状（lower urinary tract symptoms，LUTS）可以改善睡眠觉醒异常，提示睡眠觉醒异常与 LUTS 之间存在联系。

Waters 等采用多导睡眠监测技术和问卷调查相结合的方法，比较了患有 PNE 和未患有遗尿儿童的睡眠状况和遗尿相关行为，发现 PNE 儿童睡眠较深。

一项纳入了 2 万余名的多中心研究显示：患有严重遗尿的男孩睡眠时间较短，较无遗尿患儿更容易出现睡前抗拒、夜间觉醒、睡眠焦虑、睡眠呼吸障碍、日间困倦等睡眠问题；患有 PNE 的女孩更有可能患上其他类型的异常睡眠问题。

新生儿到成人阶段期间的睡眠和节律发育研究较少。在成人中有大量神经递质参与睡眠和觉醒转换。神经肽和前列腺素可导致睡眠，然而去甲肾上腺素、5-羟色胺、乙酰胆碱和组胺可导致觉醒。新生儿的睡眠周期较短，没有昼夜节律。幼儿期逐渐建立起良好睡眠和觉醒周期，但是多数存在觉醒障碍。而成人在夜晚可以持续睡眠，并建立良好的节律。褪黑激素在睡眠和觉醒发育中起着重要作用，可以改善睡眠质量，能缩短睡前觉醒时间和入睡时间，其机制还需要进一步的研究。使用去氨加压素后由于膀胱麻痹作用的解除而逐渐使大脑恢复了正常的唤醒功能，据推测这也是部分儿童停用去氨加压素后不再复发的原因。

针对觉醒困难的患者进行觉醒治疗，可以明显提高遗尿症的治愈率，提示睡眠觉醒障碍是 PNE 重要的发病机制之一。

（3）脑干功能紊乱

有研究认为夜间尿量增多、膀胱功能障碍、睡眠觉醒障碍都可归因于脑干功能紊乱。蓝斑是位于脑桥上部的可以分泌去甲肾上腺素的神经核团，对唤醒睡眠有着至关重要作用，并且在解剖和功能上都与脑桥排尿中枢重叠，能调节排尿反射。蓝斑还通过轴突与具有分泌功能的下丘脑细胞相连接，可能影响 ADH 分泌。因此，当蓝斑等神经核团功能紊乱，可能会从多方面影响儿童排尿，导致发生儿童夜间遗尿。Zhang 等通过磁共振质子波谱研究 25 例遗尿患儿及与年龄、性别相匹配的 25 例健康儿童大脑代谢变化发现：遗尿患儿脑干等部位 NAA 明显降低。NAA 由神经元线粒体合成，其减少提示神经元缺损或功能的活动异常。综上，PNE病因复杂，且神经发育异常与觉醒障碍在其发病机制中发挥重要作用。

（刘欣健　张晨阳　整理）

5. 夜间多尿

夜间多尿指儿童睡眠过程中产尿增多。夜间多尿的机制包括睡前摄入水分过多、ADH激素分泌不足等。正常儿童早期逐渐获得尿量分泌昼夜节律，夜间分泌ADH增多，尿液重吸收增加，表现为睡眠期间产生尿量为白天的一半，尿液渗透压相应增加。约2/3遗尿患儿失去尿量分泌昼夜节律，出现夜间多尿。目前多认为夜间ADH分泌不足导致了夜间尿量增多。夜间ADH分泌较低，使患儿产生大量夜间低渗尿液，是遗尿的重要发病机制之一（图3）。文献报道20%左右的遗尿儿童存在夜间多尿。

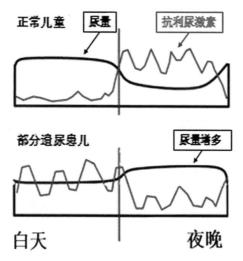

图3　部分遗尿患者夜间抗利尿激素分泌减少，尿量增多

1985 年，就有研究发现在部分遗尿症儿童中，其血浆 ADH 浓度存在不正常的节律性变化。正常儿童 ADH 的分泌存在日少夜多的周期性节律，在遗尿儿童中，这种节律存在紊乱甚至颠倒，从而导致遗尿症患者尿渗透压显著低于正常儿童，夜间 / 白天尿渗透压比率明显下降。Geoge 研究正常人 ADH 24 小时的分泌变化，结果表明正常人夜间 ADH 分泌增加，使夜间尿量少于白天。随后的三项研究均显示夜遗尿儿童夜间的 ADH 分泌未增加，即 ADH 分泌缺乏正常人的节律变化；遗尿儿童分泌的尿液比正常儿童在夜间产生的尿液更稀释，夜间睡觉时产生大量稀释的尿液超过白天膀胱功能容量，导致了遗尿的发生。有研究表明肾小管髓袢升支粗段离子排出的增加与局部前列腺素活性增高有关，在肾小管上皮细胞内，前列腺素可以拮抗 ADH 的作用，抑制肾小管对离子的重吸收，增加肾小管对离子的排出。也有人提出夜遗尿儿童可能没有 ADH 夜间的分泌不足，但存在 ADH 受体和信号传导途径缺陷。

鉴于上述发现，人们开始尝试将 ADH 应用于治疗儿童遗尿症，取得了较好的疗效。Taokawa 等还对遗尿症儿童和正常儿童进行了 24 h 血浆 ADH 浓度的动态变化观察，结果显示遗尿症儿童血浆 ADH 水平明显降低。近年，醋酸去氨加压素（Desmopressin acetate，DDAVP）（商品名：弥凝）用于治疗 6 岁以上的儿童夜间遗尿症，取得了一定的效果。该药是一种 ADH 的人工合成类似物，它与天然 ADH 的主要区别为对半胱氨酸做脱氨基处理以及 D- 精氨酸取代 L- 精氨酸，这种化学结构的改变，使得醋酸去氨加压素的作用时间延长。因为是替代疗法，该药物停止使用后遗尿复发率较高。遗尿患儿尿液中 AQP2 较正常儿童少，尤其是在对 ADH 治疗不敏感的患儿中，AQP2 浓度更低，尿液中 AQP2 浓度可作为 DDAVP 治疗顽固性夜间遗尿（refractory nocturnal enuresis，RNE）的监测治疗效果的生物标志物。

临床上许多治疗失败的遗尿患儿可能是因夜间 ADH 分泌紊乱。有专家建议对于常规治疗失败的遗尿患儿推荐检测夜间血液 ADH 浓度，若发现异常，可给予 DDAVP 对症治疗。

夜间多尿患儿除了 ADH 节律异常之外还可能存在其他肾脏节律的异常，如醛固酮、血管紧张素 II 和前列腺素 E_2 异常引起的多尿。ADH 分泌异常并不能解释为何患者夜间常不能醒来去排尿，提示大脑觉醒机制异常这种现象发生的机制有待进一步研究。遗尿儿童老年时发生夜间多尿的概率高于非遗尿儿童，提示夜间多尿可能会伴随终身。睡眠呼吸障碍也会引发激素的变化从而导致夜间产尿量增多，如脑利钠肽，Sans 等发现遗尿儿童的脑利钠肽水平升高，而阻塞性睡眠呼吸暂停儿童的脑利钠肽水平略有升高，而脑利钠肽可以增加排尿量，这也可能是阻塞性睡眠呼吸暂停儿童容易患遗尿的一个原因。

ICCS 和国内儿童遗尿联盟均将夜间多尿定义为夜间尿量大于预期膀胱容量（expected bladder capacity，EBC）的 130%。健康儿童膀胱预期最大容量为 [30+30× 年龄（岁）]。夜间尿量是指从晚上入睡后到次日早上醒来后产生的尿量总和，包括夜间排尿量、尿垫增重量和晨起首次排尿量。睡前应嘱患儿排空膀胱。夜尿增多常通过排尿日记进行判断或诊断，是应用 DDAVP 进行治疗的重要依据之一。

（刘欣健　王莉莉　王焱　整理）

6. 膀胱尿道功能障碍

膀胱尿道功能障碍主要包括功能性膀胱容量减少、逼尿肌过度活动（detrusor overactivity，DO）和尿道不稳定（urethral instability，URI）等。

（1）功能性膀胱容量减少

FBC 指白天膀胱充盈至最大耐受程度时的膀胱充盈量或排尿日记记录期内最大排尿量。Kang 等研究发现遗尿患儿 FBC 低于正常儿童，且 FBC 不能用于区分遗尿的类型及预测遗尿治疗的效果。

（2）DO

DO 尤其是夜间逼尿肌过度活动（nocturnal detrusor over activity，NDOA）可能与患者睡眠时排尿中枢抑制效应有关，导致储尿期膀胱不能完全松弛，膀胱壁紧张度增加，储尿期容量降低，在较小的膀胱容量即启动排尿收缩。另外，Hodges 等研究发现儿童直肠疾病如隐性巨结肠可能会使膀胱容量减少且易激惹，治疗后能改善遗尿症状。文建国团队曾对 120 例遗尿患儿进行尿动力学检查发现：56.7%（68 例）遗尿患儿伴有逼尿肌不稳定收缩（图 4）；3.3%（4 例）遗尿患儿伴有膀胱顺应性下降；7.5%（9 例）遗尿患儿最大

膀胱容量（maximum cystometric capacity，MCC）/ 正常膀胱容量
≤ 80%。尿动力学检查通常可发现储尿期逼尿肌无抑制性收缩。对
于伴有膀胱过度活动且膀胱容量较小遗尿患者，抗胆碱能药物如奥
昔布宁、托特罗定和索利那新的治疗效果显著。

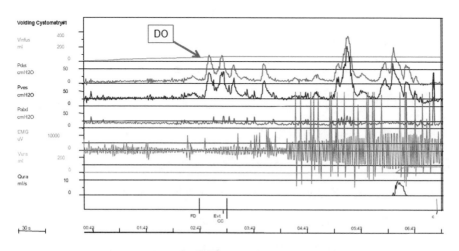

男，8 岁，顽固性遗尿；近 2 年出现白天尿失禁。

图 4　尿动力学检查（压力流率测定）显示有逼尿肌过度活动（DO）（见书末彩插）

对于存在继发性夜间遗尿（secondary nocturnal enuresis，
SNE）或 RNE（常规治疗无效），推荐对患儿进行微创尿动力学检
查（膀胱测压等），以明确是否存在 FBC 减少或 NDOA，若存在，
则给予相应药物治疗。Borg 等选取了 103 名最大膀胱容量正常的
遗尿患儿，分析了他们遗尿时的夜间膀胱容量，发现这些遗尿患儿
出现夜间膀胱容量小于最大膀胱容量情况占发生夜间遗尿的 49%。
有研究显示在接受 DDAVP 治疗的 81 名 NE 患儿中，家庭被动吸烟
发生率为 53.1%；被动接触香烟的遗尿患儿中 55.8% 出现治疗失败

情况，而未接触香烟的遗尿患儿中，治疗失败的概率为 26.4%；该研究的多因素分析结果显示接触香烟是导致治疗失败的独立危险因素。该研究认为治疗失败的主要原因：香烟中的尼古丁成分是烟碱乙酰胆碱受体的类似物，其可以作用于外周神经和中枢神经系统，使其释放神经递质从而导致逼尿肌活性的增加。

（3）尿道不稳定

URI 也是 RNE 的病因之一。Penders 等观察了 31 例 RNE 患儿，其中单纯 URI 14 例，单纯 DO 3 例，同时伴有 URI 和 DO 11 例；14 例患儿睡前口服苯丙醇胺 25 ～ 50 mg 后有 11 例好转。遗尿患儿中 DO 的发生率为 28% ～ 93%，逼尿肌 - 括约肌协同失调发生率为 73%。DO 和 URI 的患者多数白天具有明显的尿急、尿频或尿失禁症状，需要进行尿动力学检查。如果发现 DO 患儿有上述病情则需首先纠正膀胱和尿道功能异常。膀胱尿道同步测压观察 RNE 患者发现 URI 的确是常规治疗方法效果不好的重要因素。这些 RNE 患者通过盆底电刺激治疗 URI 后使遗尿的发生次数显著减少，这为 RNE 的治疗提供了新方法。这也提示部分遗尿患儿病理生理变化涉及尿道不稳定（图 5）。尿动力学检查能对膀胱尿道功能异常进行详细分类，为精准治疗各种膀胱尿道功能异常提供客观依据。

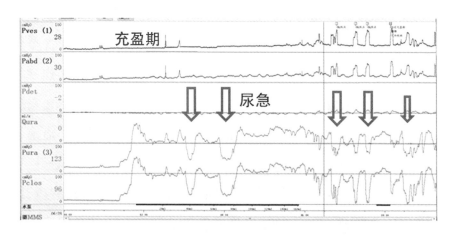

图 5　膀胱充盈过程中，尿道压力突然下降同时伴有尿急和尿失禁，箭头提示尿道不稳定

（王莉莉　刘欣健　王焱　整理）

7. 遗传

遗传因素在很多遗尿患者中起决定性作用。系谱分析、双生子法均表明遗尿具有很高的遗传率。分子遗传学主要基于经典的连锁研究，已证实在染色体 4p16.1、8q、12q、13q13 ～ q14.3 和 22q11 区域上存在与遗尿表型相关的位点。丹麦的一项关于家庭的研究评估了遗尿患者亲属中遗尿的患病率。他们反复证明了遗尿是一种高度家族性疾病。在一项针对 3206 名儿童的横断面流行病学研究中，如果父母中一人患有遗尿，则下一代患有遗尿的风险要高出 5 ～ 7 倍。埃及 Hamed 对小学生流行病学调查发现的 834 名遗尿患儿分析显示 84.7% 的单症状性夜遗尿（monosymptomatic nocturnal enuresis，MNE）儿童有阳性家族史。巴西 Simone 对 140 名遗尿患儿分析发现其一、二级亲属中 91.1% 有家族史。韩国关于青少年和成人遗尿的全国流行病学研究显示，家族史阳性遗尿的患病率是家族史阴性的 3.42 倍。在 11 个多基因，多为三代人的 PNE 家庭中，研究显示遗传特征似乎遵循常染色体显性遗传模式，外显率超过 90%。在另一项对 392 个家系的研究中，43% 的家系显示显性遗传，9.0% 的家系显示明确的隐性遗传方式。在阿拉伯联合酋长国（UAE）的一项研究中，72% 的遗尿患者被发现有一级亲属遗尿家族史，在这项研究中，有阳性家族史的人中一半源自双亲遗传（来自母亲和父亲），这些家庭中有 34% 是血缘家庭。对遗传模式的进一步分析显示，在 10 名女性中，9 人被发现受到影响，而在 12 名男性中则全部受到影响。这符合高外显性常染色体显性遗传模式。中国对 411 例遗尿儿童的家族史与家系的分析显示，22.87% 的患儿遗尿家族史为阳性，其中对他们的家系进行分析发现 14.6% 的家系符合常染色体显性遗传；1.46% 的家系符合常染色体隐性遗传；另有 83.94% 的遗尿家系为散发，而且家族史阳性遗尿患儿的症状多伴有更加严重的日间排尿症状。家族史阳性是儿童发生遗尿的重要预测因素。中国对 22 500 名大学生（17 ～ 21 岁）流形病学调查显示 PNE 患者 239 例，患病率为 1.17%，有家族史者 81 例，其中 41 个（50.62%）家系符合常染色体显性遗传，22 个（27.16%）家系符合常染色体隐性遗传。有家族史且年龄较大的 PNE 患者泌尿系感染、尿频、尿急、尿失禁的发生率以及严重程度均高于无家族史者（$P < 0.05$）。可见有家族史的 PNE 患者更易出现并发症，应尽早在

儿童早期干预治疗。

8. 其他相关因素

　　近年来对遗尿的高危因素和发病机制的进一步认识，提高了遗尿的诊断和鉴别诊断水平，并显著提高了社会及遗尿患儿自身对遗尿的重视程度，改善了患儿的生活质量。但不可否认的是，我们仍不能完全治愈所有遗尿患儿，其主要原因为遗尿是多因素相关的疾病，我们仍缺乏对其基础病理机制的完全了解。除了前面介绍的大家公认的主要原因外，流行病学调查证实遗尿发病相关因素很多，还包括性别、年龄等自身因素、家庭环境因素、行为精神异常、尿不湿过度使用和把尿（如厕）训练延迟等。

（1）自身因素和家庭环境因素

　　自身因素包括性别、年龄、睡眠、行为心理问题等。①性别：大部分流行病学调查结果显示男性儿童遗尿发生率高于女性儿童。②年龄：随着年龄增长，遗尿发病率明显下降。Aljefri 等对 890 名学龄儿童进行问卷调查发现：6 ～ 8 岁儿童遗尿发生率明显高于 9 ～ 15 岁儿童。因此，社会、学校、临床医生应加强宣教，使学龄儿童正确认识遗尿，尽早诊治，避免造成精神心理问题。③睡眠：遗尿患儿常见的睡眠问题有日间嗜睡、入睡困难、睡眠焦虑等。遗尿患儿睡眠习惯明显比正常儿童差且常有觉醒障碍等。④行为心理问题：注意缺陷多动障碍（attention deficit hyperactivity disorder，ADHD）患儿患有遗尿的危险明显高于正常儿童。Kilicoglu 等通过儿童生存质量自评表、儿童行为量表等比较遗尿患儿和正常儿童心理健康，发现遗尿患儿量表评分明显低于正常儿童，提示遗尿患儿心理问题多于健康儿童。因此，若遗尿患儿伴有睡眠、行为心理等问题，临床医生应在治疗遗尿的同时改善其睡眠、行为心理等问题，必要时联合精神心理科、呼吸睡眠科等进行多学科会诊。

家庭环境因素包括父母文化水平、家庭成员数目、单亲情况等。Aljefri 等调查显示：父母文化水平较低、家族史阳性、家族成员较多会使遗尿发病率升高。作者曾对 106 例原发性单症状性夜间遗尿症儿童及 106 例体检健康儿童发病相关因素进行分析发现，单亲家庭、家庭氛围不和谐、经常受责骂、便秘、多动倾向、性格内向及遗尿家族史是遗尿患儿发病的危险因素。部分父母对儿童遗尿的危害认识不足，且认为随着年龄增长，患儿一定会好转，延误患儿诊治。因此，社会和临床医生应对遗尿加强宣教，使父母和患儿正确认识遗尿，避免延误治疗。

（2）精神心理障碍

遗尿儿童合并行为和精神障碍患病率也很高，有 20% ～ 30% 的遗尿儿童符合国际 ICD-10 或 DSM-IV 疾病分类的精神障碍标准。中国台湾的研究发现遗尿儿童有精神障碍的比例（14.9%）明显高于没有遗尿的儿童（5.7%），在 171 名同时患有遗尿和精神障碍的儿童中，67 名（39.2%）儿童有两种或两种以上的精神障碍。

遗尿患儿中最常见的精神障碍是 ADHD，其次是焦虑症。此外，与没有遗尿的儿童相比，有遗尿的儿童患上任何一种精神疾病的概率增加了 2.97 倍。很多儿童因遗尿而痛苦，并表现出焦虑、抑郁、孤僻、攻击性行为，且家长的惩罚进一步加重患儿的心理负担，影响治疗效果。此外，合并精神类疾病的遗尿儿童依从性较差，治疗效果不佳。Denise 等对巴西出生队列中的 6 ～ 11 岁遗尿儿童进行调查发现，在 6 岁时，非单症状性夜遗尿（non-monosymptomatic nocturnal enuresis，NMNE）男孩多动障碍的患病率为 6.2%，而没有遗尿的男孩只有 2.7%，在 11 岁 NMNE 的男孩中，精神障碍、多动障碍和对立违抗性障碍（oppositional defiantdisorder，OOD）的患病率分别比没有遗尿的男孩高 3.2、3.4 和 2.6 倍；同样在 11 岁 NMNE 女孩中，精神障碍和对立违抗性障碍的患病率分别是没有遗尿女孩的 4 ～ 5.5 倍。以上充分说明患有遗尿的儿童和青少年精神障碍的患病率很高，且遗尿和精神障碍之间具有显著的相关性。对遗尿儿童进行并发症筛查是诊断程序的要求内容，应尽早识别和治疗心理与行为异常症状。与正常儿童相比，受遗尿影响的儿童自尊心低，容易被社会孤立。当孩子不再遗尿时，这种差异就逐渐消失了。在许多情况下，精神心理问题可能是遗尿发生的结果，而不是原因。

不可否认，精神心理异常有时也可引起遗尿。有研究显示压力过大、精神压力打击或刺激，以及突然受惊都会引起遗尿。这种情况通过精神的调整是可以恢复的；如果不能恢复，有可能是器质性的膀胱功能障碍或其他原因引起的遗尿，需要及时到医院治疗。此外，遗尿患儿常有紧张、焦虑、自卑心理，对遗尿现象过于焦虑，怕父母惩罚，怕人耻笑，遗尿发生后极为痛苦和内疚，自尊心会受到一定程度的伤害。紧张和焦虑对控制排尿的发育常有影响，使

PNE 的发生概率增高，同时精神因素对年长儿童和 SNE 也有明显影响。遗尿导致患儿出现精神、心理、行为异常，而后者又是成为部分年长儿童及成年人持久发生难治性遗尿的原因。MNE 有时与紧张的生活事件有关，如父母分居和离婚、兄弟姐妹的出生，以及学校问题。NMNE 与较高的情绪和行为障碍发生率相关，特别是注意缺陷多动障碍。如果怀疑有精神障碍，建议进行儿童精神病学或心理评估、咨询和治疗。治疗遗尿的同时需要进行心理疏导。精神心理治疗对提高患有注意缺陷多动障碍或其他障碍儿童的积极性和遵从性有额外的效果。

（3）尿不湿过度使用与排尿训练延迟

尿不湿是纸尿片、纸尿裤、拉拉裤、尿不湿短裤的统称，由于吸水性强，被称为"尿不湿"。把尿训练涉及神经和肌肉的参与，是婴儿期重要的排尿启蒙训练，是指当观察到婴幼儿有排尿排便的信号时，照顾者用一种特殊的姿势帮助婴儿排尿排便，包括双腿朝上，屁股朝下，背靠着大人，让宝宝屁股坐在马桶或尿盆上；同时给予口哨或嘘声提示开始排尿，排尿后给予亲吻等鼓励。早在2006 年，作者文建国就发现欧美等国家儿童遗尿发病率高于中国的发病率，推测原因之一是中国儿童从出生后就开始把尿训练，使用尿不湿较少，有助于儿童较早获得排尿控制的能力，而西方国家小儿普遍使用尿不湿，且使用时间较长，有的甚至到了学龄前，更容易使儿童养成随时排小便的习惯；随后，作者在2017 年的研究中证实了尿不湿过度使用与遗尿的发生率显著相关，尿不湿使用时间越长，5 岁后遗尿发生率越高，而把尿训练开始的越早，5 岁后发生遗尿的概率越低。这是因为在新生儿时期大脑就已经参与到了排尿控制的过程中，早期及时对婴幼儿进行排尿训练可以促进婴幼儿尽早建立起大脑与膀胱之间的反射，从而更快获得排尿控制能力。

长期依赖尿不湿，不利于儿童排尿控制能力的发展。另有研究指出，尿不湿使用与尿路感染、不稳定膀胱、尿频、尿失禁等儿童 LUTS 以及儿童排泄问题有一定关联。长期使用尿不湿后，由于习惯了尿不湿的感觉，有的孩子出现"尿布依赖"，即去掉尿不湿后，无法完成独立大小便，提示即使出生后就开始使用尿不湿，也要及时进行把尿训练，从而有利于排尿控制的高级中枢尽早参与排尿的控制。调查研究显示出生 12 个月内就开始进行把尿训练的幼儿在 2 岁时日间排尿控制率明显高于 12 个月后开始进行把尿训练的幼儿。可以明显看出使用尿不湿的婴幼儿在 1 岁以前（出生 12 个月内）开始把尿训练有利于排尿控制的发育。Yang 等研究也进一步证实了早期的排尿训练可更早地促进婴幼儿获得白天和晚上的控尿能力，更能降低遗尿的发生率，并且进行排尿训练并不影响正常膀胱功能。

（4）发育迟缓

遗尿随着年龄的增长和身体的发育有自愈的倾向，提示儿童遗尿可能与机体发育迟缓有关。控制 ADH 分泌的中枢下丘脑系统、控制膀胱收缩及排尿的神经系统、控制尿液产生的肾脏滤过系统、控制储存和排出尿液的下尿路发育迟缓均可引起儿童遗尿。儿童以大脑皮层代表的中枢系统感觉会随着年龄的增长由抑制变为兴奋，异常的夜间觉醒功能障碍也会随年龄的增长而降低。同时，部分由先天性隐匿性脊柱裂（spina bifida occulta，SBO）导致的遗尿患儿随着发育成熟，控尿能力也会逐步上升。在对患儿的随访尿动力和肌电图检查发现，逼尿肌不稳定性收缩和 FBC 减少会随着年龄的增长逐渐正常。膀胱容量在出生时为 30 ～ 50 mL，以后随着年龄的增加而增加，但膀胱容量与年龄、肾脏夜间产生尿液不匹配也是造成遗尿的常见因素之一。患儿由于膀胱发育迟缓，也会因 FBC 减少而发生遗尿。研究显示儿童夜间遗尿的患病率和婴儿期把尿训练开始的早晚及尿不湿使用时间的长短有关，提示婴儿尽早进行排尿训练[把尿和（或）如厕训练] 可以有效促进排尿控制的发育。

（5）隐匿性脊柱裂

SBO 是一种常见的脊柱先天性发育异常，多见于腰骶部（尤其是第五腰椎和第一骶椎），有一个或数个椎骨的椎弓板闭合不全，椎管内容物并无膨出。其发生可能与遗传、孕期母体叶酸缺乏、孕早期母体服用不良药物、宫内感染或受到 X 线辐射等因素有关。SBO 的体征包括背部腰骶区毛发增多、色素沉着、皮肤隐窝、皮下脂肪隆起、潜毛窦等，这些体征可提示 SBO 的存在。SBO 多无明显临床症状，少数可导致尿动力学改变，可出现 Qmax 降低、逼尿肌活动低下（detrusor underactivity，DU）及 DO 等，引起排尿功能异常。20 世纪 80 年代，大量研究显示 SBO 与 LUTS 及 PNE 存在相关性，并且 LUTS 或 PNE 中 SBO 的发生率高于其在人群的发病率。近年来 SBO 正被作为脊髓神经不完全发育的标志，研究人员试图查明其临床意义。Khoury 等发现伴 SBO、保守治疗无效的脊髓栓系引起的 PNE 患儿，在行终丝分离术后显示了尿动力学的改善，提示 SBO 能影响腰骶区的神经发育。Samuel 等也发现 SBO 和下尿路功能障碍存在相关性，然而通过脊髓 MRI 检查，他们并没有找到 SBO 与具体脊髓结构异常存在关联。Nejat 等也没有发现脊髓结构异常与 SBO 存在相关性。虽然 SBO 在影像学上仅表现为骨质缺损，并无脊髓结构异常，但是在动物实验中已经发现胎鼠脊索发育过程中与泄殖腔膜异常靠近，这可能与其出生后排尿排便功能异常有关。

SBO 为什么会影响遗尿，目前尚不清楚。脊髓是排尿调控的下级中枢，也是大脑和皮质下中枢传出和传入的必经之路。支配膀胱尿道的神经由马尾神经经 $S_{2\sim4}$ 骶前孔穿出，而有原因使神经对膀胱的调控功能减弱或失去，出现膀胱功能障碍，其原因包括：① SBO 的裂隙处被纤维或脂肪组织填充，这些填充的软组织压迫调控膀胱或盆腔等内脏的神经根；②裂隙边缘的骨质增生压迫周围的脊神经根；③隐裂处的粘连导致马尾神经受到愈来愈紧张的牵拉或裂隙处发生炎症，长期受累后易引起神经变性以及神经传导障碍。另外，作者文建国推测 SBO 影响腰骶区的神经发育，使排尿控制功能发育迟缓而引起膀胱功能障碍，如夜间膀胱低容量、DO 等。同时，SBO 通过影响膀胱至中枢的神经传导，导致膀胱充盈信息不能有效激发骶神经兴奋并上传，使膀胱收缩的信号对大脑皮层的刺激强度低于睡眠觉醒阈，引起觉醒障碍。由于 SBO 的存在，这些异常较非 SBO 患儿程度可能加重，所以出现治疗困难。

（6）高钙血症

近年来研究发现高钙血症可能导致遗尿。Civilibal 等对 83 例遗尿患儿血钙浓度进行测定发现：18 例（21.6%）患儿有高钙血症，明显高于正常儿童，且遗尿患儿尿钙浓度、24 h 尿钙总量均明显升高。另外，遗尿患儿血钙浓度、尿钙浓度的变化与年龄无相关性。Korzeniecka 等对 120 例遗尿患儿（7 ~ 14 岁）与年龄、性别相匹配的正常儿童相比较研究发现：21.69% 的遗尿患儿有高钙血症，明显高于健康儿童，且遗尿患儿 24 h 尿钙总量也明显升高。目前对于高钙血症引起遗尿机制尚不清楚，钙离子浓度增高可能会引起 DO，但尚需要进一步研究证实。

（7）上呼吸道梗阻

尽管关于夜间遗尿的文章很多，但是到目前为止国内关于遗尿与呼吸道阻塞关系的报道仍旧较少。目前国外研究较多的是上呼吸道梗阻引起的睡眠呼吸障碍与遗尿之间的关系。阻塞性睡眠呼吸障碍（sleep disorders breathing，SDB）是一种由上呼吸道梗阻（upper airway obstruction，UAO）引起的以打鼾和呼吸用力增加为特征的综合征，在睡眠时干扰正常的睡眠和呼吸。SDB 可能表现为单纯打鼾或阻塞性睡眠呼吸暂停综合征。阻塞性睡眠呼吸暂停综合征是 SDB 最严重的形式，其特征是长期的部分 UAO 和（或）间歇性完全性阻塞，在睡眠时干扰正常的睡眠和呼吸。研究发现，遗尿的患病率随着阻塞性睡眠呼吸暂停综合征严重程度的增加而增加，但仅在女孩中发生。UAO 人数估计占儿科人群的 27%，鼻和（或）口咽病变可能是发生 UAO 的原因，其中扁桃体和腺样体增大是最常见的原因，8% ~ 47% 的 UAO 患儿患有遗尿。SoyluÖzler G 等的研究中，遗尿症患儿的耳鼻喉科检查结果显示 80% 的 PNE 患者和

36% 的 SNE 患者有 UAO。他们的研究还发现 UAO 儿童的 PNE 率为 24%，而 SNE 为 6%。

最初，Simmons 等报道了在夜间反复出现 10 秒或更长时间的睡眠呼吸暂停发作的两位儿童出现了遗尿，但通过手术（分别通过扁桃体切除术、腺样体切除术和气管切开术）消除上气道阻塞后，夜间遗尿立即停止。随后，越来越多的研究报道了睡眠呼吸暂停伴有夜间遗尿的患儿在鼻咽部手术后尿床现象都很快消失。有趣的是有一位作者（D.J.W.）对一名患有慢性复发性中耳炎伴积液、阻塞性腺样体肥大和严重打鼾问题的 7 岁男孩进行了腺样体切除术的报道，其为 PNE 患者，父母尝试各种治疗手段，包括睡前限制液体摄入以及夜间唤醒患儿进行排尿，但患儿仍夜间尿床；然而进行腺样体切除术后，他立即停止了尿床并且无任何不适。这些研究都表明夜间遗尿与呼吸道阻塞之间存在一定联系。Weider DJ 等通过临床研究证明睡眠中的呼吸道梗阻在夜间遗尿中起重要的病因作用，他们选择的 115 名患者都表现为上呼吸道梗阻伴夜间遗尿，其中有 87 名患儿（76%）在经过纠正气道阻塞的手术后 6 个月内几乎完全停止了遗尿，对于 SNE 和白天嗜睡患者来说，效果更为显著，手术治愈率为 100%。另有文献报道遗尿患儿经鼻咽手术后治愈率达 62% ～ 90%。这些研究都提示如果 UAO 患者伴有夜间遗尿症状，则 UAO 手术可能是遗尿患者最好的治疗选择。

许多病理生理学假设已被提出来解释遗尿与 SDB 的关系，但 SDB 与遗尿关系的具体发病机制尚不清楚。其原因包括：①上呼吸道梗阻患者睡眠过程中一方面因呼吸不畅，血氧分压逐渐下降，二氧化碳分压逐渐上升，形成低氧环境，低氧环境可造成的心脏前负荷和心房容积的增加而触发胸腔内负压的增加；另一方面，患者努力吸气时胸腔内负压明显增加，而血浆心钠素水平与胸腔内压的变化呈正相关。因此上呼吸道梗阻患者体内会产生较多的心钠素，还会导致心脏扩张、利钠反应。心钠素具有抑制血管升压素和血管紧张素的作用以及增强钠 / 水排泄，这导致夜间利尿增加。此外，低氧还会导致肾小球滤过率升高，夜尿量增加，并且能使排尿反射弧受到影响，膀胱从而失控，在儿童患者中表现为遗尿。② UAO 对睡眠觉醒反应有负面影响。Yeung 等研究发现部分患者在手术前无法被唤醒，而在手术后能够醒来并排尿，这表明不受干扰的睡眠允许更正常的唤醒或自我唤醒机制发挥作用。研究表明打鼾导致的睡眠压力增加可能会因睡眠片段化（fragmented sleep fragmentation）而提高觉醒阈值，从而导致无法对促进遗尿的膀胱充盈信号做出反应。③ SDB 患者由于睡眠过程中反复发生呼吸暂停和（或）低通气，反复出现微觉醒，造成睡眠结构紊乱，从而机体内的内分泌激素紊乱，其中包括心钠素、ADH 的异常释放，从而引起遗尿等相关症状。④据报道遗尿儿童有过度活跃的逼尿肌活动，这在 SDB 中可能会进一步加重。Maddern 等认为遗尿是睡眠期间神经肌肉紧张度降低的结果，这在 UAO 患者中更为显著。

但是在部分 UAO 患者中，腺样体和扁桃体切除术后持续出现遗尿症状的原因尚不清楚。此外，Kalorin 等在接受了独立呼吸道扁桃体切除术的遗尿症儿童手术前后也没有发现任何差异。这种现象需要我们进一步探索呼吸道梗阻与遗尿之间的关系。

如前所述，UAO 并不是所有儿童遗尿症的主要病因。然而，研究结果强烈表明，对所有报告夜间遗尿患者的评估应该包括询问是否打鼾和仔细检查上呼吸道。因上呼吸道梗阻（例如腺样体肥大和鼻中隔偏曲）可能是发生遗尿的病因之一，所以上呼吸道梗阻引起的遗尿患儿可以在治疗前由耳鼻咽喉科医生进行评估。虽然呼吸道梗阻与遗尿的发病机制尚不清楚，但行腺样体切除术或鼻中隔成形术可以使由呼吸道梗阻而引起遗尿的患者受益。

（8）尿路器质性病变

尿路器质性病变将会引起尿路功能因代偿而发生异常，从而表现出 LUTS。常见的器质性疾病有膀胱下尿路梗阻、神经系统疾病、先天或后天性病变所致的尿道关闭功能不全。在遗尿患儿中器质性尿路病变者的发生率仅 1%。

刘亚兰等在 126 例 PNE 病例研究中发现，合并尿路器质性病变者仅有 4 例，其中 2 例肾结石、2 例单肾。单肾为先天性因素，而肾结石的原因可能与高钙血症有关，至于他们与遗尿的关系还有待进一步研究。但上述的临床发现提示医务工作者，自幼开始尿床的所谓 PNE 并非单纯性遗尿症，他们可能合并器质性病变，不能忽视必要的检查，应及时发现器质性病变，对这些器质性病变做相应的治疗和随访。PNE 病因和相关因素见图 6。

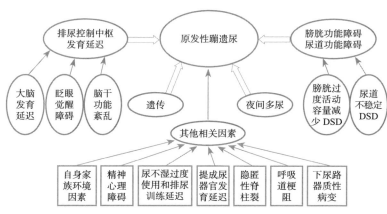

图 6 PNE 病因和相关因素

总之，遗尿是一种多因素共同作用所致的儿童疾病，排尿控制中枢发育延迟、夜间多尿、膀胱功能障碍和遗传是常见病因，自身和家庭环境、SBO、高钙血症等是遗尿发病的相关因素。此外，一些不良的生活习惯如长期便秘导致粪便积聚，对膀胱产生挤压而不容易把尿液"憋"住，从而引起遗尿。还有一些精神因素，如过度疲劳、骤然换新环境、失去父母照顾及不正确的教养习惯等也可引起本病。将来应加强遗尿发病机制的研究，为遗尿的诊疗提供更加确切的临床依据。

（刘欣健　王莉莉　胡绘杰　蒲青松　整理）

参考文献

[1] 杨合英，文建国，王庆伟，等 . 原发性夜遗尿症尿动力学检查评估 . 中华小儿外科杂志，2005，26（2）：78-82.

[2] 文建国，牛建华，吴军卫，等. 隐性脊柱裂对儿童原发性夜间遗尿症治疗的影响. 中华小儿外科杂志，2016，37（11）：851-855.

[3] 张艳平，王庆伟，窦启锋，等. 夜尿症和遗尿症的研究进展. 中华医学杂志，2019，99（30）：2393-2396.

[4] 文建国，蒲青崧. 青少年顽固性遗尿症的病因学及治疗研究进展. 大理大学学报，2019，4（10）：7-11.

[5] 文建国. 遗尿症的发病机制及诊断和治疗新进展. 郑州大学学报：医学版，2017，52（6）：661-667.

[6] 陈咏梅，黄艳，熊琼珍，等. 252 例儿童夜遗尿症的临床特征分析. 临床小儿外科杂志，2021，20（6）：588-591.

[7] WEN J G，WANG Q W，CHEN Y，et al. An epidemiological study of primary nocturnal enuresis in Chinese children and adolescents.Eur Urol，2006，49（6）：1107-1113.

[8] XING D，WANG Y H，WEN Y B，et al. Prevalence and risk factors of overactive bladder in Chinese children：A population-based study. NeurourolUrodyn，2020，39（2）：688-694.

[9] HARA T，OHTOMO Y，ENDO A，et al. Evaluation of urinary aquaporin 2 and plasma copeptin as biomarkers of effectiveness of desmopressin acetate for the treatment of monosymptomatic nocturnal enuresis. J Urol，2017，198（4）：921-927.

[10] KANG B J，CHUNG J M，LEE S D. Evaluation of functional bladder capacity in children with nocturnal enuresis according to type and treatment outcome. Res Rep Urol，2020，12：383-389.

[11] BARNES，D. S.（2005）'Confronting sensory crisis in the great stinks of London and Paris'，in W. A. Cohen and R. Johnson（eds）Filth：Dirt，Disgust，and Modern Life. Minneapolis：University of Minnesota Press，2005：103–129.

[12] POOVEY，M.Curing the "Social Body" in 1832：James Phillips Kay and the Irish in Manchester. Gender and History，1993，5（2）：196–211.

[13] WANG Q W，WEN J G，ZHANG R L，et al. Family and segregation

studies：411 Chinese children with primary nocturnal enuresis. Pediatr Int，2007，49（5）：618-622.

[14] KALORIN C M，MOUZAKES J，GAVIN J P，et al.Tonsillectomy does not improve bedwetting：results of a prospective controlledtrial. J Urol，2010，184（6）：2527-2531.

遗尿的常用检查方法

9. 尿常规和超声检查

（1）尿常规

尿常规是临床上三大常规检验中的一项，检查内容包括尿的颜色、透明度、酸碱度、红细胞、白细胞、上皮细胞、管型、蛋白质、比重及尿糖，以及有无细菌等。一般使用晨尿进行尿常规检查。尿比重有助于判断是否存在低渗尿。尿常规适用于所有初诊儿童，是遗尿患儿不可忽略的检查，除了排除泌尿系感染，以及有无糖尿病等代谢性疾病，更重要的是判断患者是否存在低渗尿，为用去氨加压素治疗遗尿提供参考。如可疑为 SNE，则根据情况检测血糖、血红蛋白电泳、促甲状腺激素水平以分别排除糖尿病、镰状细胞病和甲状腺功能亢进症等疾病。

尿常规主要检查尿液中白细胞、红细胞、隐血（潜血）、酮体、葡萄糖、蛋白质、亚硝酸盐、尿胆原、胆红素、尿比重、pH、维生素 C 等（表 2）。

1）尿白细胞（U-LEU）

正常尿液中偶然可见少量白细胞，离心尿每高倍镜视野下不超过 5 个。若尿液中持续存在白细胞，即使量很少也需要进一步检查原因。白细胞增多表示泌尿系统存在感染，如肾盂肾炎、肾结核、膀胱炎及尿道炎等。正常参考值：阴性，尿白细胞＜ 5 个 /HP。

2）尿红细胞（U-RBC）

正常尿液一般无红细胞。若离心后的尿液每高倍视野下平均可见 1 ～ 2 个红细胞，即为异常表现。血尿常见于泌尿系统炎症、结石和肿瘤等。正常参考值：阴性（－）。

3）尿隐血（BLD）

尿隐血（潜血）反映尿液中是否存在血红蛋白和肌红蛋白。临床上出现血红蛋白尿的原因主要为血管内溶血或尿路中的溶血。尿液中血液量在 0.1% 以下时，仅能通过潜血反应发现，如混合有 0.1% 以上血液时，肉眼可观察到血尿。当尿液存在血红蛋白或肌红蛋白时，尿隐血也呈阳性。尿比重过低或呈碱性时，储存在膀胱中的红细胞受到破坏可释放出血红蛋白。肌红蛋白分子量较小，可从肾小球滤过膜滤过，常由各种原因（炎症、广泛创伤和代谢紊乱）所致的肌肉组织破坏后从尿液中排出。正常参考值：阴性（－）。

4）尿酮体（U-Ket）

尿酮体是尿液中乙酰乙酸、β- 羟丁酸及丙酮的总称。酮体血浓度一旦超过肾阈值，就可产生酮尿。酮体阳性，多见于糖尿病酮症、高热、严重呕吐、腹泻、中毒、饥饿等。正常参考值：阴性（－）。

5）尿糖（GLU）

尿糖检查是作为糖尿病筛检和病情判断的检测指标。尿糖阳性时，应同时检查血糖，以提高诊断准确性。临床发现尿糖增加时注意鉴别以下几点：①血糖正常性糖尿；②血糖增高性糖尿；③暂时性糖尿；④假性糖尿；⑤其他。正常参考值：阴性（－）。

6）尿蛋白（PRO）

尿蛋白定性试验阳性或定量试验超过 150 mg/24 h 尿时称蛋白尿，蛋白尿可见于以下几种形式：①肾小球性蛋白尿；②肾小管性蛋白尿；③混合性蛋白尿；④溢出性蛋白尿；⑤假性蛋白尿；⑥组织性蛋白尿。正常参考值：阴性（－）。

7）尿亚硝酸盐（NIT）

尿亚硝酸盐阳性见于膀胱炎、肾盂肾炎等。正常参考值：阴性（－）。

8）尿胆原（URO 或 UBG）与尿胆红素（U-BIL）

尿胆原阳性多见于肝细胞性黄疸和溶血性黄疸。尿胆原减少见于梗阻性黄疸。正常参考值：阴性（－）或弱阳性。尿胆红素阳性见于各种原因所致的肝细胞性及阻塞性黄疸。正常参考值：阴性（－）。

9）尿比重（SG）

尿比重的高低取决于肾脏的浓缩功能，与饮水量和当时的尿量有关。尿比重降低可见于 ADH 分泌减少、尿崩症、神经性多尿、肾小管损伤、急慢性肾小球肾炎及大量饮水等；尿比重升高可见于急性肾小球肾炎、心力衰竭、高热、脱水、糖尿病等。晨尿检查结果比较准确。正常值参考范围：1.015 ～ 1.025。

10）尿酸碱度（pH）

尿 pH 升高见于碱中毒、尿潴留、肾小管性酸中毒等。pH 降低见于酸中毒、高热、糖尿病及口服维生素 C 等。正常参考值：pH 约 6.5，波动在 4.5 ～ 8.0。

表 2　尿常规检查项目及参考值

检查项目	正常参考值
尿酸碱度（pH）	约 6.5，波动在 4.5 ～ 8.0
尿比重（SG）	1.015 ～ 1.025
尿白细胞（U-LEU）	阴性（－），尿白细胞＜ 5 个 /HP
尿红细胞（U-RBC）	阴性（－）
尿隐血（BLD）	阴性（－）
尿蛋白（PRO）	阴性（－）
尿糖（GLU）	阴性（－）
尿酮体（U-Ket）	阴性（－）
尿胆红素（U-BIL）	阴性（－）
尿胆原（URO 或 UBG）	阴性（－）或弱阳性
尿亚硝酸盐（NIT）	阴性（－）

（王淼　王俊魁　整理）

（2）超声检查

超声检查是一种无创、无痛、方便、直观的检查手段，通过超声检查能够测量人体生理或组织结构的数据和形态发现和诊断疾病。近年出现的便携式超声外形小巧，接近于笔记本电脑甚至手机，方便随身携带。在各种超声诊断仪器中发出和接收超声波的器件是超声探头，根据某些特殊需要设计有不同用途的探头。在小儿泌尿系超声检查中，常用的探头类型为凸阵探头和线阵探头。很多超声仪腹部模式中设置有专门的小儿模式，适用于学龄期儿童的检查。对于婴幼儿来说，由于各脏器较小，使用线阵探头即浅表探头可以获得较为清晰的图像。

2019 年《儿童遗尿症诊断和治疗中国专家共识》推荐对所有初诊的遗尿患者均应进行超声检查。超声检查具备实时扫查的特点，可以在动态研究中进行多次测量。在泌尿系统检查中超声可以观察肾脏、输尿管、膀胱的二维形态结构和血供情况。

儿童遗尿症病因复杂，其中膀胱功能失常一直是学者们密切关注的问题。超声可检查遗尿患儿泌尿系统发育情况，排除器质性疾病、可检测 FBC、膀胱壁厚度（bladder wall thickness，BWT）、排尿后残余尿量（post-voiding residual volume，PVR）等参数，有助于提高对遗尿症临床表现的认识从而针对性治疗。当测得膀胱容量＜相应年龄预期膀胱容量 65.0% 时，可诊断为膀胱容量偏小。文献报道部分遗尿症患儿，尤其是 DDAVP 治疗无效的 RNE，其 FBC 较正常对照组明显减少；膀胱容量增大（＞150% 预期膀胱容量）、不完全排空（PVR＞10% 预期膀胱容量）和膀胱壁增厚等与 NMNE 相关。Elsayed 等发现膀胱容量厚度指数（bladder volume and wall thickness index，BVWI）与行为治疗疗效相关：对于正常膀胱容量厚度指数（70～130）患儿，行为治疗有效率达 97%，而对于低膀胱容量厚度指数和高膀胱容量厚度指数患儿，行为治疗的有效率分别只有 18% 和 25%。MNE 患儿 US 检查一般正常，故 US 检查多适用于 NMNE 和难治性遗尿患儿。

1）超声检查内容及临床意义

【肾脏超声检查】

正常肾脏冠状断面呈外凸内凹的"蚕豆形"（图 7）。肾脏组织结构的声学特性差异较大。在儿童及大多数成人中，US 可以分辨出皮质和髓质肾锥体。正常皮质由肾实质外层向内延伸到锥体之间，回声均匀，不高于肝脏或脾脏回声。肾髓质回声低于肾皮质，锥体呈顶端指向肾窦的圆锥三角形弱回声区。紧贴肾皮质低回声带的是光滑而连续的高回声线，通常被看作肾纤维囊回声，实为纤维囊与肾实质的界面回声。在纤维囊回声之外，又有一层较厚的高回声带包绕，此为肾脂肪囊和肾筋膜回声，其厚度因人而异。患者呼吸时，肾脂肪囊回声带与肾脏一起运动，而与肝脏、脾脏做相对运动，分界明确。

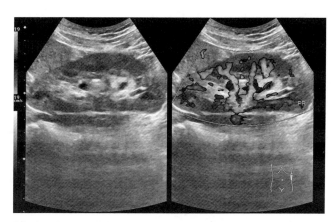

男，8 岁，正常肾脏。左图为冠状断面显示灰阶模式下肾脏形态外凸内凹呈蚕豆形。右图为彩色多普勒模式下的血流图，红色为动脉血流，蓝色为静脉血流。

图 7 肾脏形态及血流（见书末彩插）

　　肾窦内的肾盂、管状结构、脂肪组织等构成非常复杂的声学界面。声像图表现为被实质包绕的椭圆形高回声结构，也称集合系统回声。由于肾乳头和肾柱地伸入，或肾小盏和肾内血管向肾窦边缘延伸，其边界不规则，借此可以粗略判定上、中、下肾盏的位置。肾窦内部回声不均匀，常可见细小的无回声结构，它可能是增宽的静脉回声，也可能为存有尿液的集合系统回声，借助 US 的彩色多普勒可将两者鉴别。当膀胱高度充盈时，集合系统轻度扩张，但一般不超过 1.5 cm。肾窦回声的宽度在不同断面有一定差别，还存在年龄和个体差异，通常其宽度占肾横断面宽度的 1/2 ～ 2/3。

　　肾窦回声有时显示部分或完全分离为两部分，其中除少数为肾柱肥大、双集合系统外，多数属于伪像，特别是肥胖者多见。其原因可能是声束在肝、脾、膈肌和邻近脂肪等组织间折射或反射的结果，检查时采取多体位、多断面有助于识别。

　　多数人肾脏表面有明显切迹，实质呈分叶状，此为胚胎肾小叶融合的痕迹。偶可见过肾叶表面未完全融合而形成叶间沟。常出现于肾脏前中、上 1/3 处。声像图表现为由皮质外介入实质"楔形"高回声区，严重者可与肾窦相接，呈现实质缺损或断裂的错觉。另一种常见的变异是肾柱肥大，其特征为与皮质无分界的均匀低回声团块突入肾窦，侧方肾窦高回声线构成其边界。其回声因断面不同可能略高或低于皮质，但不会与皮质有明显差别。

　　利用超声彩色多普勒技术或超声造影成像技术，容易显示肾脏内外血管，后者甚至可以清晰显示肾皮质微小动脉的血液灌注。上腹部横断面扫查，肾动脉可从起始部追踪到肾门，常行走于同名肾静脉之后，利用彩色多普勒成像技术可显示肾内动脉及其细小分支。叶间动脉垂直于肾皮质，而弓状动脉平行于肾皮质。双侧肾静脉伴行于肾动脉前外侧，呈条带状无回声区，上下径略大于前后径，彩色多普勒成像显示持续性低速血流。右肾静脉较短，内径 0.8 ～ 1.1 cm，容易显示其全段，于胰头钩突下方汇入下腔静脉；左肾静脉较长，而且内径较右肾静脉略粗，特别是邻近腹主动脉左侧的一段，内径可达 1.0 ～ 1.2 cm。

肾脏长径、宽径和厚径的超声测值，除右肾与左肾有一定的差异外，同时与年龄、性别、身高、体重乃至体型等均有较大的关系。因此，判断正常肾脏的大小需结合上述因素。

经腹部检查肾脏时，由于腹腔内气体遮盖，因此必须施行加压检查的方法，以最大限度地排除气体的干扰，获得较清晰的肾脏断面声像图。测量肾脏各项数值时，应嘱受检者深吸气后屏气，使图像较为稳定后再冻结图像，进行测量。经背部检查肾脏的同时，应注意结合肾冠状断面观察，以免漏掉被肺遮盖的肾上极病变。对肾盂宽度的测量，应在排尿后进行。进行肾长径、宽径及厚径测量时，必须在标准断面上测量才可靠。

PNE 患者肾脏一般无异常表现。SNE 有时发现肾盂扩张。

【输尿管超声检查】

正常输尿管内径窄小，超声不容易显示。仅在瘦弱体型或肾外型肾盂显示肾盂输尿管连接部和输尿管上端。嘱受检查者膀胱高度充盈后进行检查，以膀胱作为透声窗，可显示盆段的部分输尿管。正常输尿管呈回声较高、上下走形的细管状结构。声像图所见输尿管的平均内径为 4 ～ 5 mm，膀胱高度充盈时，输尿管盆段内径可达 6 mm 左右，管壁清晰、光滑，管腔内尿液为细条带状无回声区。随着输尿管壁的蠕动，膀胱三角区两侧输尿管口有"喷尿现象"。彩色多普勒超声可在双侧输尿管口部见到向对侧相互交叉的尿流信号。

检查儿童输尿管时探头频率多用 5 MHz，在保证探查足够深度的情况下，尽可能用高频率探头，以获得更为清晰的二维图像。彩色多普勒显像可用于观察输尿管口的喷尿情况。超声检查输尿管病变以空腹为宜，膀胱充分充盈后检查。一般检查方法有以下三种途径：①经腹壁检查：仰卧位或侧卧位，先加压做冠状扫查显示肾门后，自肾盂缓慢向内侧下方移行，并将探头逐渐调整成为纵断面方向，追踪显示输尿管至盆部。也可分别在下腔静脉或腹主动脉外侧寻找扩张的腹段输尿管，向下追踪盆部输尿管。②经背部检查：侧卧位，首先做肾脏长轴断面，当显示扩张积水的肾盂时，以此为标志，调整探头斜向内下方纵向扫查显示肾盂输尿管连接部，若该部输尿管也扩张积水，则向下做滑行扫查，并不断调整检查角度，追踪扫查至髂嵴上部的腹段输尿管。③经直肠或阴道检查：中度充盈膀胱，向前外侧倾斜扫查显示膀胱三角区，寻找输尿管开口，然后调整扫查平面，以显示输尿管盆段的下端，此方法对观察输尿管膀胱壁内段及开口非常有效。

检查过程中重点观察输尿管的三个生理狭窄部。输尿管口的喷尿状态可间接反映输尿管的通畅程度或蠕动功能。膀胱高度充盈后检查，可进一步提高肾盂和输尿管管腔的压力，增加输尿管的扩张程度，从而有助于提高输尿管梗阻性病变的显示率。

PNE 患者输尿管一般无异常表现。SNE 有时发现输尿管扩张。

【膀胱超声检查】

正常膀胱的形状随尿液的充盈程度不同而有很大差别。膀胱充盈时，纵断面声像图呈边缘圆钝的三角形，横断面呈圆形或椭圆形。膀胱内的尿液为透声良好的无回声区。正中纵断面见膀胱颈部，此处有一开口为尿道内口。向两侧移动探头，可见膀胱后侧壁内的左右输尿管膀胱壁段。横断面后下方为膀胱三角区，输尿管开口呈略隆起的小乳头状高回声。膀胱壁回声较强，连续完好。膀胱壁厚度因充盈程度不同而有较大变化，其内面为黏膜与尿液形成的界面高回声，外面为膀胱表面与周围组织界面形成的高回声；中间为肌层形成的中、低回声。膀胱充盈时，黏膜光滑，其厚度不超过1 mm。排尿后随膀胱肌肉收缩，黏膜略增厚，并形成许多皱襞，表面不光滑。检查前需充盈膀胱。

膀胱内径的测量取膀胱最大横断面，测量膀胱的前后径和左右径；取膀胱最大纵断面，测量膀胱的上下径。测量时均从膀胱黏膜的外缘测至对侧黏膜的外缘。

膀胱壁厚度的测量是自膀胱壁外层（浆膜层）的外缘测到内层（黏膜层）的外缘（图 8）。BWT 反映了膀胱的工作负荷，超声成为测量 BWT 的最简单的非侵入性方法。膀胱壁在超声上表现为三层结构，逼尿肌由两层高回声层之间的低回声层表示，两层高回声分别代表浆膜层和黏膜层。在不同的研究中，常根据研究需求一起测量三层的厚度或只测量中间逼尿肌层的厚度。目前对于 BWT 超声测量的解剖部位尚未统一，研究发现膀胱壁不同壁的厚度无显著差异。部分研究为更好地反应膀胱壁情况，多选用测定膀胱壁不同壁并求其平均数值的方法。因此，今后应用超声研究儿童 BWT 时，应明确说明膀胱壁测量的解剖部位。BWT 是对膀胱逼尿肌功能的间接测量方法，高度依赖于膀胱容积，BWT 与膀胱充盈程度的相关性仍是一个争论的话题。儿童 BWT 随着年龄增长会稍有增加，男孩的膀胱壁相对于女孩稍厚。超声膀胱壁厚度测定近年来逐渐被用于代替常规尿动力学评价膀胱功能并预测上尿路扩张，诊断下尿路梗阻。

膀胱最大容量指膀胱在充盈到排尿前膀胱内的尿液量。不可过度充盈膀胱，因过度充盈可以影响膀胱收缩，使 PVR 增加。PVR 是指在排尿完成后膀胱内残余的尿液容积。儿童膀胱最大容量随年龄增长而增加，可以根据公式估计 [膀胱容量（mL）=30+30×年龄（岁）]，12 岁时达 390 mL 左右。正常小儿排尿后 PVR 小于 10 mL，或连续 2 次排尿至少一次没有 PVR。

目前，测定膀胱容量和 PVR 主要应用经腹超声测定法，常用的公式为 V=abc/2，a、b、c 分别为膀胱的三个径，应用超声测量膀胱容量和 PVR 的结果有一定误差，不如导尿测定残余尿精确，但超声测量简单易行，可反复测定，所以不失为一种估测膀胱容量和 PVR 的有效方法。

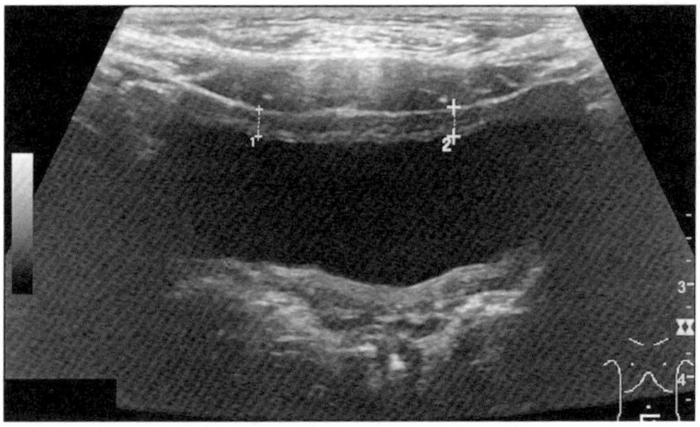

1、2 为膀胱壁前壁厚度测定

图 8　膀胱壁厚度的测量（彩图见彩插 3）

在膀胱未充盈条件下检查时，注意黏膜皱襞和肌层变厚，不宜进行膀胱壁尤其是黏膜厚度的测定。经腹壁途径超声检查，可在膀胱前壁下方出现混响伪像，使前壁模糊不清，增加近场抑制，或换用高频率探头，更有利于膀胱前壁的检查。由于膀胱周围肠内气体的干扰和受超声折射、旁瓣回声的影响，有时在近膀胱后壁的无回声区前方显示一层点状回声。超声检查应注意多断面扫查，与膀胱内病变回声鉴别。膀胱后方增强效应可能使小结石、结石声影或小肿瘤被掩盖，应增加远场抑制或降低远场增益，使后壁显示清楚。为了仔细辨认膀胱前壁有无肿物及有无血流信号，可以采用 7 ～ 14 MHz 线阵探头。

PNE 患者膀胱形态一般无异常表现。有些患者可以发现膀胱容量减小。SNE 常见 PVR 增加。

10. 腰骶部正位片、MRI

儿童遗尿多为功能性遗尿，易于诊断，无须进行复杂的影像学特殊检查。有明显的白天症状或怀疑有神经系统异常、RNE 久治不愈，可以考虑进一步做 CT 或 MRI 影像学检查排除器质性疾病。2019 年《儿童遗尿症诊断和治疗中国专家共识》推荐 RNE 及 NMNE 患者进行腰骶部 X 线和 MRI 检查了解有无脊柱裂和脊髓神经病变等。

（1）腰骶椎正位 X 平片

腰骶部 X 线检查能够排除脊柱方面疾患，协助筛查 SBO 并了解 SBO 部位及范围。SBO 多见于腰骶部，有一个或数个椎体的椎弓板闭合不全（图 9），椎管内容物无膨出。SBO 多无明显的临床症状，少数可导致尿动力学改变，出现 Qmax 降低、DU 或 DO 等，引起排尿功能异常。

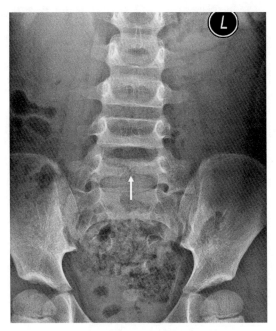

男，5 岁，遗尿患儿，S_1 隐匿性脊柱裂。

图 9　腰骶部平片可见骶 1 椎板正中裂隙影（箭头）

20 世纪 80 年代，大量研究显示 SBO 与 LUTS 及原发性 NE 存在相关性。并且 LUTS 或 PNE 中 SBO 的发生率明显高于其在正常人群的发病率。近年来 SBO 正被作为脊髓神经不完全发育的标志，研究人员试图查明其临床意义。研究显示 SBO 可显著影响遗尿治疗预后，伴有 SBO 者治疗效果较差。SBO 最明显的特征是腰骶中嵴消失，两侧脊柱椎板闭合不全，腰骶椎平片对明确 SBO 的部位及程度具有重要价值。为筛查遗尿患儿有无 SBO 及了解预后情况，推荐 X 线检查作为遗尿常规检查项目。

注意检查当天早晨尽量禁食，排空大便，或拍片前用开塞露排空大便，有助于减少肠道气体，以便更好地显影。拍摄时每次检查的照射次数不宜过多，投照时，应当注意照射范围和照射条件，注意对儿童重要区域的保护，暴露范围以能做出诊断即可，不应扩大。由于儿童腹部组织结构间对比度相对较小，加上肠道内容物重叠较多，可采取腹部必要加压的方法来提高压迫器下方的腰、骶椎的对比度和清晰度，有利于显示椎体和附件结构。

（2）MRI 检查

腰骶部 MRI 检查主要用于了解有无脊柱裂和脊髓及支配排尿控制的神经病变，对于判断预后、调整治疗方案有积极意义。怀疑脊髓拴系综合征和椎管内病变患者，尤其伴有其他 LUTS 和下肢症状时需要考虑 MRI 检查。伴有神经异常的患者遗尿有加重倾向，NB 患者也常有遗尿表现。

MRI 技术自 20 世纪 70 年代诞生以来得到了迅速发展，空间分辨力和组织分辨力均较高，可以进行多平面、多参数成像，不仅对各种实质病变和血管病变的显示优势明显，而且随着 MRI 技术的进步，灌注、扩散成像、BOLD 等多种功能成像在肾脏的应用逐渐受到重视，MRI 对肾脏功能的评价越来越重要。由于具有安全无辐射、无骨伪影的优点，MRI 在小儿 SBO 的诊断中具有重要价值。轻者仅见椎管及椎体形态失常、棘突或椎板骨质不连续；椎管裂隙较大者可出现椎管畸形、腰骶部硬膜囊扩张、脊髓脊膜膨出等，表现为腰骶部硬膜囊局限性增宽，呈长 T_1、长 T_2 信号，马尾或终丝通过裂隙疝入正常椎管范围之外。也可合并其他脊柱、脊髓发育畸形，如脊髓纵裂、脊髓空洞、脊髓拴系、蝴蝶椎、半椎体及椎管内脂肪瘤、囊肿等。皮毛窦窦道表现为 T_2WI 上斜行管状或弯管状，与皮下组织甚至皮肤相通的低信号或裂隙状信号。图 10 显示一名 7 岁男孩，遗尿伴下肢运动障碍，脊柱裂合并脊髓拴系、脊髓裂。

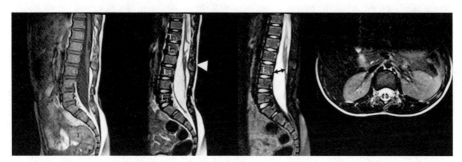

$T_{12} \sim L_1$、$L_{3 \sim 5}$ 椎体棘突发育不全，形态失常（△，L_2 正常棘突）；$L_{1 \sim 2}$ 椎体水平脊髓纵裂（箭头处）；脊髓圆锥约位于 L_3 椎体水平，脊髓圆锥及终丝粘连并紧靠椎管背侧，脊髓圆锥腹侧蛛网膜下腔增宽。

图 10　脊柱裂合并脊髓拴系、脊髓裂

原发性脊髓拴系综合征（primary tethered cord syndrome，PTCS），又称脊髓圆锥牵拉症或终丝综合征，是一种小儿先天性脊柱、脊髓畸形疾病，由于脊髓圆锥下移、圆锥和马尾固定、终丝受限，导致脊柱发育过程中牵拉圆锥不能向头侧移位，而产生脊髓或圆锥牵拉损害的一系列临床症状及体征。常伴发其他畸形和椎管内肿瘤。

MRI 是目前检查和诊断 PTCS 的最佳手段，由于它具有多参数、多方位成像及高软组织分辨率的优点，能够清晰地显示脊髓圆锥、马尾及终丝的形态、位置及椎管内肿瘤，尤其矢状位扫描；此外，MRI 对于脊髓、马尾神经的脂肪堆积及背部皮毛窦窦道的显示也具有明显的优越性。

PTCS 的主要 MRI 表现：①脊髓圆锥低位：通常低于 $L_{1 \sim 2}$ 椎间隙水平以下（年龄 > 3 个月）即可诊断；②终丝增粗：矢状位可见终丝紧张，横断面可显示终丝细节，一般认为终丝直径 > 2 mm 即为异常增粗；③脊髓拴系：表现为脊髓圆锥及终丝粘连并紧靠椎管背侧，脊髓圆锥腹侧蛛网膜下腔增宽。以上 3 种表现可并存也可单独发生。另外，PTCS 常见伴随其他脊柱、脊髓先天性发育异常，如腰骶管发育不良、脊髓空洞、脊髓纵裂、脊髓脊膜膨出、椎管内脂肪瘤、椎管内囊肿、椎体畸形、脊柱侧弯畸形、脊柱裂、背部皮毛窦等。

总之，超声检查有助于发现泌尿系统结构异常、膀胱壁厚度、PVR 和直肠是否有粪块。腰骶部正位片或 MRI 检查可以了解有无脊柱裂和脊髓及神经病变。对于初诊患者常规行泌尿系超声检查，RNE 及 NMNE 患者拍摄腰骶部正位片和 MRI 检查，以了解有无脊柱裂和脊髓神经病变。

（王俊魁　王庆伟　整理）

11. 排尿日记

排尿日记指在一定时间内（至少 24 小时）采用特定的表格连续记录自然状态下的排尿相关数据，包括每次排尿时间、尿量等。VD 是一项特殊的尿动力学检查项目，可简单、客观、无创地评估各种排尿异常症状的严重程度，有助于制定治疗计划和随访治疗效果。由于儿童和青少年排尿异常多为功能性障碍，进行 VD 检查尤为重要。因此，临床医生应加强对 VD 的重视。

（1）定义及分类

VD 是一项特殊的尿动力学检查项目，指在医生指导下实时记录患儿一定时间的排尿相关数据，可准确反映自然状态下的下尿路功能状况，增加病史客观性，其无创性特征能够让患儿和家长更容易接受。VD 历史上表达方式众多，包括 urinary diary，diary of toilet habits，micturition diary，voiding diary 等。Randolph 最早于 1965 年在文献 *Lower urinary tract obstruction in normal male children. Early detection by urinary diary* 提及，提出 VD 可用于筛查正常男孩群体是否存在下尿路梗阻。

VD 目前尚无统一的表达方式，ICS 依据记录参数的不同将其主要分为三种：①排尿时间表（micturition time chart，MTC），单纯记录排尿时间，至少持续 24 小时；②频率 – 尿量表（frequency-volume chart，FVC），记录白天和夜间的每次排尿时间及排尿量，至少持续 24 小时；③膀胱日记（bladder diary，BD），用于评估膀胱功能的标准表格，至少记录排尿时间、每次排尿量、液体摄入量、夜尿、遗尿和尿失禁发生情况，必要时附加尿垫使用情况、睡眠及早起时间、大便情况等信息，一般要求记录时间至少为 48 小时（可以是非连续两天）。此外，临床医生可根据诊断疾病的需要，按照 VD 原理设计个体化的 VD 表格形式。

（2）评估遗尿

VD 是评估儿童膀胱容量和是否存在夜间多尿的主要依据，同时也是单症状性夜遗尿具体治疗策略选择的基础，有条件的家庭均应积极记录。2019 年《儿童遗尿症诊断和治疗中国专家共识》推荐：VD 推荐连续记录 1 周，也可记录周末 3 个夜晚及 2 个白天。

在临床上治疗遗尿症时，不难发现就诊人员常伴有不良的生活习惯，比如熬夜、睡前仍然大量饮水等。在临床问诊的时候，一些家长会由于对患儿疏忽照顾可能无法具体回答这些问题，而 VD 是恰好能够弥补这些细节，为患儿的进一步诊疗提供重要的参考。不仅如此，VD 所提供的数据对夜间总尿量（total voided volume，TVV）、小膀胱等的判断很有参考价值，对儿童遗尿的诊断具有普适性。

遗尿的类型、病因和相关因素很多，治疗方案强调个性化治疗。在病因诊断、分型和选择治疗方案及随访治疗效果等方面，VD 都可以提供客观依据并起到至关重要的作用。例如，VD 记录了排尿次数（包括尿失禁的次数）和夜尿的尿量，可以帮助诊断单症状还是 NMNE，是否存在夜尿增多现象。

VD 客观准确，提供的数据信息可发现诊疗依从性差的家庭，并帮助患儿获得适合的治疗措施；还有利于发现烦渴症儿童，并推测其原因，避免烦渴症患儿因误服去氨加压素出现的风险。此外，VD 不仅能够提供患儿排尿相关客观数据支撑病史、发现 NMNE 阳性症状以及提供预后信息，还可以根据结果决定是否需要进一步检查和帮助制定治疗方案，如根据晚上遗尿时间规律设置闹铃叫醒时间，帮助建立排尿反射等。ICCS 在 2014 年指南中推荐连续记录 7 晚遗尿发生次数和遗尿量以评估遗尿严重程度，如伴有白天症状，则同时记录 48 h 频率 - 尿量表。VD 现已被《国际儿童尿控协会 ICCS 遗尿症治疗实践指南》《英国国家卫生研究院和临床优化中心 NICE 儿童夜遗尿管理指南》《日本儿童夜遗尿专家共识》等推荐使用。通过 VD 可简化诊断流程，避免不必要的检查，有效提高诊断的准确性和治疗的针对性。

　　用于遗尿症诊断的 VD 记录的时间可以根据具体情况确定。一般至少 3 ～ 4 d 的饮水时间、饮水量，以评估患儿每天液体摄入量；至少 3 ～ 4 d 的排尿时间、排尿量、漏尿量、以评估排尿次数及最大排尿量；至少 7 晚的夜尿量、夜尿时间、晨起尿布增重（夜间日记），以评估患者膀胱容量及夜遗尿程度，同时记录排便情况，以判断是否存在便秘。日记中反映夜遗尿发病的重要参数有预期膀胱容量、单次最大排尿量（maximum voided volume，MVV）及夜间总尿量。其中夜间总尿量为夜间尿布增重（或夜间排尿量）与清晨第 1 次尿量之和。当最大排尿量＜ 65% EBC 时提示膀胱容量偏小，夜间总尿量＞ 130% EBC 提示夜间多尿；出现夜间遗尿，伴有日间 LUTS 者为 NMNE，反之，则为单症状性夜遗尿。

　　根据 VD 的信息可鉴别出 4 种 MNE 亚型，即夜间尿排量正常且膀胱容量正常型、低于年龄相应的预期膀胱容量型、夜间多尿且膀胱容量正常型、尿排量过高且膀胱容量偏小型。

去氨加压素和遗尿报警器是公认的儿童夜遗尿一线治疗方法，可有效治愈大部分儿童 MNE。在治疗前应向患儿及家长详细讲解不同治疗方法的利弊，治疗策略的选择应由患儿具体病情（包括 VD 结果）及治疗意愿等共同决定。根据不同 MNE 亚型选择合适的治疗方案。对于患有夜尿增多且膀胱容量正常的儿童则对去氨加压素更敏感。

（3）实施方法

如儿童已具备独立生活能力，记录表由儿童本人填写，特殊情况也可由家长、保姆或医务人员帮助填写，在家或学校就可以完成。目前 VD 主要包括排尿时间表、频率－尿量表和膀胱日记。

1）排尿时间表

单纯记录全天的排尿时间。表格简单，能获知日间排尿次数、夜尿次数和 24 小时排尿次数等参数信息。

2）频率－尿量表

提供信息较多，目前已作为研究方法被广泛应用于验证药物或手术疗效和流行病学研究：Kim 等使用 48 小时 FVC 对 298 例韩国儿童调查发现其最大尿流量与年龄呈线性关系。关于 FVC 最佳记录时间尚不确定，van Haarst 等认为 FVC 记录 3 天最为合适，但记录时间可根据研究目的调整（ICCS 推荐的 72 小时 FVC 见表 3）。

表 3 ICCS 推荐的 72 小时 FVC

72 小时频率-尿量表　　　　　姓名：＿＿＿＿＿＿

	第一天					第二天					第三天			
日 期	排尿	是否漏尿	液体情况	排便	日 期	排尿	是否漏尿	液体情况	排便	日 期	排尿	是否漏尿	液体情况	排便
	记录尿量		记录摄入量			记录尿量		记录摄入量			记录尿量		记录摄入量	
时 间					时 间					时 间				
夜 晚					夜 晚					夜 晚				
05：00					05：00					05：00				
06：00					06：00					06：00				
07：00					07：00					07：00				
08：00					08：00					08：00				
09：00					09：00					09：00				
10：00					10：00					10：00				
11：00					11：00					11：00				
12：00					12：00					12：00				
13：00					13：00					13：00				
14：00					14：00					14：00				
15：00					15：00					15：00				
16：00					16：00					16：00				
17：00					17：00					17：00				
18：00					18：00					18：00				
19：00					19：00					19：00				
20：00					20：00					20：00				
21：00					21：00					21：00				
22：00					22：00					22：00				
23：00					23：00					23：00				
24：00					24：00					24：00				

考虑到中国儿童上学的时间安排，周一到周五上学时间很难保证记录 VD。因此，从周五晚上升始记录 VD 到周一早上第一次排尿结束（3 晚和 2 个白天）（中国特色的 VD）也取得不错的效果，此方法和完整三天记录的 VD 没有显著区别。

3）膀胱日记

记录内容包括每次排尿时间及尿量、液体摄入情况、尿垫使用情况、有无尿急、有无尿失禁发生及尿失禁程度等。液体摄入情况应考虑液体类型、三餐液体摄入量等信息。目前应用于 VD 的尿急症状评分量表众多，包括 Urgency Perception Score（UPS），

Patient's Perception of Intensity of Urgency Score（PPIUS）和 Indevus Urgency Severity Scale（IUSS）等，均有助于尿急症状的量化（UPS 尿急评分量表详见表 4）。漏尿量评估可大致分为 4 个等级，等级数可在 VD 漏尿项目中注释（表 5）。若要具体测定漏尿量，则需尿垫或尿布辅助。尿垫试验指反复测量衬于内裤里面尿垫重量以评估白天尿失禁患儿的漏尿量，适用于 5 岁及以上尿失禁患儿；同理，可通过测量尿垫重量测量夜遗尿量。膀胱日记对于不同症状记录时间不尽相同，最佳记录时间存在争议，需要进一步研究证实。

表 4　UPS 尿急评分量表

尿急评分	尿急情况
0	随意排尿：无尿急
1	轻度尿急：产生尿意时可再憋尿＞ 1 h
2	中度尿急：产生尿意时可再憋尿 10 ～ 60 min
3	重度尿急：产生尿意时可再憋尿＜ 10 min
4	极度尿急：产生尿意时必须排尿

表 5　漏尿等级评价

漏尿等级	漏尿情况
1	滴沥几滴
2	漏湿内裤，但尚未湿透
3	湿透外层衣服
4	漏尿滴落地上

（4）参数分析

VD 反映遗尿病因的参数主要包括 FBC 和夜间尿量。通过 VD 我们可以得到很多重要信息，如排尿频率、24 小时尿量、日间尿量、夜间尿量、平均排尿量（average voided volume，AVV）、最大和最小尿量、24 小时尿量分布、漏尿情况等。必要时可将这些数据输入到计算机中使用软件进行更详细分析，从而计算出平均排尿量、平均每分钟尿量、平均排尿间隔时间、每一特定时期尿量等信息，并可输出一份 24 小时的时间尿量图，同时在分析过程中列出对应正常人群的数据和标准差。目前儿童的 VD 的标准值很难获得，且理论上的数据多不可靠，尚需要高质量研究证实。常见参数分析如下。

【排尿频率】

排尿频率即全天排尿次数，受膀胱容量、年龄、多尿和液体摄入量影响。ICCS 将排尿次数增多定义为排尿频率持续性 > 8 次 / 天，排尿频率 ≤ 3 次 / 天为排尿次数减少。排尿次数增加常见原因有膀胱感觉敏感、膀胱容积减小、烦渴症、失眠症诱发夜尿等。对于年龄 ≥ 5 岁儿童，排尿频率持续性 ≥ 8 次 / 天是诊断膀胱过度活动症（over active bladder，OAB）的参考指标之一。

【最大排尿量】

单次最大排尿量可通过 VD 观察到，指 24 h 内出现的单次最大排尿量，如果把晨起第 1 次排尿考虑在内，则最大排尿量较为不固定，因此推荐观察最大排尿量时应注释是否包含晨起第 1 次排尿，同时该排尿量需在膀胱日记中保持记录超过 3 ～ 4 d。EBC 常用来作为参考或比较标准，计算公式为 [30×（年龄 +1）] mL，但需除外晨起第 1 次排尿，其适用于 4 ～ 12 岁儿童（12 岁儿童 EBC 即可达 390 mL）。最大排尿量（除外晨起第 1 次排尿）如发现 < 65% EBC，则认为偏小；如 > 150% EBC，则认为偏大。

【夜间尿量】

夜间尿量简称夜尿量（nocturnal urine volume，NUV），指儿童从晚上上床睡觉到次日早晨自然醒来的时间段，包括次日早晨起床后的第 1 次排尿的尿量。对于儿童和青少年，ICCS 将夜间多尿症（nocturnal polyuria，NP）定义为夜间尿量 > 130% 相应年龄的预期最大膀胱容量。但也有文献报道将之定义为夜间尿量 > 20×（年龄 +9）mL 更符合实际，但其临床意义尚待进一步验证。

【夜尿次数】

夜尿次数即晚上睡觉期间起床排尿的次数，每次排尿都是醒来自然排尿。在这里需要阐释两个术语：夜尿指数（nocturia index，Ni）和夜间膀胱容积指数（nocturnal bladder capacity index，NBCi）。Ni 为夜间尿量与功能性膀胱容积的比值，其和实际夜尿次数相关，可作为评估夜尿严重程度的指标。Ni 减去 1 为预期夜尿次数（predicted number of nightly voids，PNV），例如夜尿量 =540 mL，FBC=300 mL，Ni=540/300=1.8，预期夜尿次数 =0.8 ≈ 1。NBCi 为实际夜尿次数与预期夜尿次数的差值，其意义为 NBCi 值越大，夜尿越有可能是由 OAB 引起。

【24h 尿量】

24 h 尿量指连续收集 24 h 的尿量之和，收集时间从早晨醒来排第 1 次尿之后开始到第 2 天早晨起床排完第 1 次尿结束。多尿症诊断标准为 24 h 尿量 > 40 mL/kg。

【日间排尿频率】

日间排尿频率（daytime voiding frequency，DVF）指日间清醒状态下排尿次数，包括睡觉前最后一次排尿和早晨起床后第一次排尿。儿童特殊性日间尿频见于进行排尿训练的儿童，其诊断标准为至少每小时排尿 1 次，且平均排尿量 < 50% EBC，此症状平均持续时间约 6 个月。

【漏尿情况】

根据国际疾病分类（ICD-10）和美国精神病协会《诊断与统计手册》（DSM-V）的定义及标准，满足尿失禁诊断需要以下条件：①年龄 ≥ 5 岁；②每月至少发生 1 次不自主尿液外漏；③症状至少持续 3 个月。可根据 VD 中漏尿频率、漏尿量和等级评估尿失禁严重程度，并结合病史判断尿失禁类型。

【遗尿情况】

在 VD 中根据有无 LUTS 可将遗尿分为 MNE 和 NMNE，尤其是对于 NMNE 患儿，可找出其潜在的下尿路功能障碍类型，进而采取不同的治疗措施。此外，VD 反映遗尿病因的参数包括 FBC 和夜间尿量。ICCS 在 2014 年下尿路功能障碍标准化术语中建议根据每周遗尿发生次数将遗尿分为频繁性遗尿（≥ 4 次 / 周）和非频繁性遗尿（< 4 次 / 周），其中频繁性遗尿治疗预后较差。

（5）发展方向

随着社会科技日新月异的发展，VD 也朝着标准化、方便化及准确化的方向发展。Bright 等采用国际尿失禁标准问卷（International Consultation on Incontinence Questionnaire，ICIQ）的心理验证方法学首次验证并提出了标准排尿日记（International Consultationon Incontinence Questionnaire-bladderdiary，ICIQ-BD）（图 11），记录时间为 3 天，可通用于伴有泌尿系统症状的成人患者，至于是否通用于儿童和青少年则需要研究证实。Salvatore 认为标准排尿日记现在可作为膀胱日记的金标准。Mangera 等报道了两种新型 VD：①可机读的纸质 VD，使数据分析更为准确便捷；②新型电子排尿日记（electronic voiding diary），使得用户操作更加方便。

VD 可联合新型便携式尿流计，使患者排尿相关数据更为翔实可靠；必要时 VD 可联合动态尿动力学监测，了解膀胱尿道压力等实时信息。近年来远程医学方兴未艾，远程 VD 应运而生。利用远程网络和便携式尿流计等，患儿可以在家里实施 VD 的远程和实时监控和电子记录。进行家庭尿流率检查（home-uroflowmetry，HUF）的同时可以通过配套的微信小程序"排尿日记"精确记录电子 VD。

总之，膀胱通常是"不可靠的证人"，而 VD 记录了患儿在自然状态下和日常生活中的排尿状况，能够提供一个自然膀胱容量下膀胱功能的尿动力学记录，比患儿和家属的记忆更加精确。VD 简单无创，可有效降低额外诊疗费用，不但可以作为最初评估各种排尿异常的工具，而且可以用来观察治疗效果及随访，值得临床广泛推广。

（王淼　王俊魁　整理）

请完成此为期 3 天的膀胱日记，填写信息应及时。

时间：如有需要，可修改表中"时间"一栏中的特定时间；"时间"一栏中应注明起床和睡眠时间。

液体摄入：记录摄入的液体量和液体类型。

排尿：在"排尿"一栏中填写每次排尿量，包括白天和晚上；可以使用量杯测量尿量；如无法测量某次排尿量，则在相应表格中打勾；如发生漏尿，在表格中标注漏尿。

膀胱感觉：可分为以下 5 个等级

0— 无尿意，仅因为"社会原因"排尿。如出门之前或不知道下个卫生间在什么地方。

1— 正常尿意排尿，无尿急。尿急不同于正常膀胱感觉，指突然产生难以控制的强烈尿意或突然感觉必须排尿，否则尿湿内裤。

2— 出现尿急，尿急症状在去卫生间之前消失。

3— 出现尿急，尿急症状在到达卫生间后仍然存在，但没有漏尿。

4— 出现尿急，在赶到卫生间之前发生漏尿。

尿垫使用：如在某一时间更换尿垫，则在相应表格中打勾。

举例：

时间	液体摄入		排尿（mL）	膀胱感觉	尿垫使用
	液体量	类型			
6am（起床）			350 mL	2	
7am	300 mL	茶			
8am			√	2	
9am					
10am	1 杯	水	漏尿	3	√

姓名 _____

第____天　日期_____/____/____

时间	液体摄入		排尿（mL）	膀胱感觉	尿垫使用
	液体量	类型			
6am					
7am					
8am					
9am					
10am					
11am					
正午					
1pm					
2pm					
3pm					
4pm					
5pm					
6pm					
7pm					
8pm					
9pm					
10pm					
11pm					
午夜					
1am					
2am					
3am					
4am					
5am					

注：第 2 天、第 3 天同上表格填写

图 11　标准排尿日记

12. 尿流率和残余尿量测定

（1）尿流率测定

1）定义及分类

尿流率测定（uroflowmetry，UFM）是指用尿流计测定并记录尿液排出体外的速度及模式的方法，即单位时间内膀胱经尿道排出的尿量，可用尿流速度和尿流曲线形态两个术语加以描述，其单位为毫升/秒（mL/s）。尿流率反映了膀胱、尿道、盆底（括约肌）及神经支配等在整个膀胱排空过程中的综合作用，反映了排尿期膀胱、膀胱颈、尿道和尿道括约肌的功能以及它们之间的相互关系。使用尿流率主要包括记录的流率、排尿量、排尿时间和排尿形式。UFM 属无创伤性检查，为区别于压力流率测定时的 UFM，可称为自由 UFM。

对儿童来说，下尿路动力学和功能不同于成人。儿童在进行自由 UFM 时，要求排尿量＞预期膀胱容量的 50%，此时自由尿流率参数更能反映实际排尿能力，临床意义更大，否则尿流率曲线（flow curve）形状会改变；有经验的小儿尿动力学专家，即使在尿量很少时也能看出尿流率曲线是否有助于排尿功能的诊断和其临床意义。儿童要进行至少 2 次 UFM 以提高自由尿流率参数的准确性和可靠性。在排尿控尿机制形成的早期，正常婴幼儿偶尔也会发生各种各样的膀胱 - 括约肌 - 盆底肌联合体的功能紊乱。随着年龄的增长，逼尿肌和括约肌功能不断完善直至发育成熟。儿童尿流率以及其他尿动力学参数处于不断变化的过程。因此，只有充分了解儿童各个时期尿动力学参数及其变化规律，才能对儿童膀胱功能发育过程中尿流率的变化有更全面的认识和判断。

2）UFM 原理及常用参数

自由尿流率测定是一项简单、无创的非侵入性检查，检查时让患者排尿至一个与电子测量设备相连接的容器中，测量设备计算出从开始排尿到排尿结束之间的尿量。UFM 结果反映排尿动力（膀胱逼尿肌）及阻力（尿道内外括约肌）的相对平衡状态，临床上多用作神经性或梗阻性病变引起的排尿障碍患者的筛选性检查，并用于下尿路药物或手术治疗效果的随诊。尿流率差可以是各种膀胱出口梗阻（bladder outlet obstruction，BOO）的结果，也可由于逼尿肌收缩无力，须进一步加以区别。因此，单纯的 UFM 可作为对 LUTS 患者的首选筛查手段，也可以与尿动力学的其他项目进行同步联合测定，如自由尿流率联合肌电图一起测量，可以同时了解膀胱逼尿肌和尿道括约肌的协同性。

在尿流率的发展过程中，研究者们不断探索并应用不同的原理和方法来测定尿流率。目前常规使用的尿流计传感器多采用间接测定法，有测量尿流通过磁场或电场所产生的磁场或电场密度改变进行计算的；有通过连续测定所排出尿液重量进行计算的，简称重量法；有通过测定自由尿流所致的转盘转速的减少值而计算尿流率的，电能维持转盘保持恒定转速，尿流冲击转盘致转速减慢时电能自动增加以维持速度，以此增加数推算尿流率，简称转盘法。国内所用仪器均采用重量法及转盘法原理。

自由 UFM 通常由流率传感器采集信号，将机械压力信号转换为电子信号，然后传入尿流计进行信号处理，处理过程包括信号放大、信号过滤、信号分解、信号整合、信号模—数转换等过程，经处理的信号以数字形式在尿流计上显示、记录或分析。以下为 ICS 推荐并定义的常用 UFM 参数、正常参考值及其临床意义。

【最大尿流率】

最大尿流率（maximum flow rate，Qmax）指的是 UFM 过程中所获得的最大值，Qmax 经常会受到影响，如儿童在排尿时身体晃动，同周围的人讲话，手指碰到阴茎，Qmax 都会发生改变。要求 Qmax 最好能持续大于 2 s。Qmax 是 UFM 中最有价值的报告值，在报告时可使用列线图来纠正尿量、年龄、性别等因素对 Qmax 的影响，所用的列线图种类必须在报告中注明该值与尿量有关。一般而言，尿量在 150 ～ 400 mL 时，男性最低值为 15 mL/s，女性为 20 mL/s；儿童 Qmax 随年龄及尿量而改变，一般该值约为尿量毫升数的平方根，如果 Qmax 的平方等于或者超过排尿量，那么 Qmax 是正常的。作者在 1990 年对一组正常儿童尿流率进行研究（共 88 例，男 46 例，女 42 例，年龄分布为 2 ～ 13 岁，其中 9 岁以下儿童 71 例），发现正常儿童男女 Qmax 分别为（14 ± 4.55）mL/s 和（15 ± 7.52）mL/s。尿流曲线可分为高尖曲线、柱形曲线、圆锥曲线、高丘斜坡曲线，并以高丘斜波曲线为主。2003 年对另一项正常儿童尿流率研究（共 169 人，男 81 人，女 88 人，年龄分布 8 ～ 13 岁）发现，男 Qmax（26.9 ± 10.5）mL/s，女（25.9 ± 9.3）mL/s，提示不同年龄和不同尿量儿童的正常尿流率差异很大。因此，根据尿流率判断儿童膀胱功能异常时应慎重，尿流率是否异常应根据儿童的年龄、尿量和尿流率曲线形状综合判断。

【尿量】

尿量指 UFM 过程中经尿道排出的总液体量，也是 UFM 的重要参数。尿量多少直接影响到 Qmax 的大小，因此，在分析尿流率时应使用列线图去除尿量对 Qmax 的影响。一般儿童膀胱容量应大于预期膀胱容量的 50%，所测参数相对比较准确。

【平均尿流率】

平均尿流率（average flow rate，Qave）即总的尿量除以尿流时间（flow time，Ft）。是否有尿流中断，或终末尿滴沥，平均尿流中应注意解释。

【排尿时间】

排尿时间即整个排尿的持续时间，如包括中断期。整个排尿过程没有中断，则排尿时间与尿流时间相等。

【尿流时间】

尿流时间指 UFM 过程中可以确切测到尿流的时间。尿流率参数详见图 12。

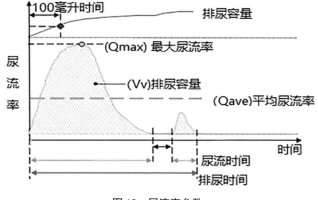

图 12　尿流率参数

正常儿童处于连续的生长过程中，随着年龄的增长膀胱括约肌功能逐渐发育成熟，而各种尿流率参数也都在不断地发生变化。最大尿流率（Qmax）、平均尿流率（Qave）、排尿量（Vv）随年龄增加而增加。ICS 在标准化报告"尿动力学技术规范（good urodynamic practice，GUP）"中推荐尿流率的测定结果使用 Qmax 结合排尿量及 PVR 的形式来报告，其形式为：排尿功能 = 最大尿流率 / 排尿量 / 排尿后残余尿量（VOID=Qmax/Vv/PVR）。出于临床应用的目的，Qmax 精确到 1 mL/s，容量精确到 10 mL。在上述形式中暂时空缺的值以"-"符号代替。另外，用来更正 Qmax 的列线图种类必须在报告中注明。

3）常见尿流率曲线类型

尿流率曲线可较敏感地反映不同类型的排尿特征，有一定诊断意义，它是由逼尿肌收缩力决定的，受腹压的影响，并和尿道内外括约肌相互协调。如尿流率曲线低平，常提示有尿路梗阻。正常尿流率曲线的形状多为钟形，随着尿量的不同表现为高尖形、圆丘或柱丘形，尿量少时高尖形多见，尿量多时圆丘或柱丘形多见。高尖曲线最常见，可能与小儿尿量少、排尿功能强有关；尿量多时可出现高丘斜坡曲线。排尿障碍的患儿尿流常表现为不同程度的低平曲线，Qmax 明显降低。尿流率曲线低平，尿流率降低可作为诊断小儿下尿路梗阻的客观依据。常见的尿流率曲线类型如下。

【正常尿流率曲线】

健康儿童无论性别、年龄以及排尿量，其尿流率曲线都呈钟形。正常膀胱排尿发生在逼尿肌主动收缩、膀胱颈被动松弛的时

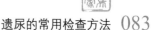

候，因此尿流率曲线的形态反映了逼尿肌的收缩行为。典型情况下，当尿道腔内压低于最小尿道开放压时，尿道腔呈闭合状态；但当压力超过最小尿道开放压时，轻微的压力增高都将导致尿道完全开放。在正常生理状态下，尿道腔内压较低，尿流率曲线呈弓形或钟形，尿流率具有较高水平。

【塔形尿流率曲线】

塔形尿流率曲线是一种突然、高幅度排尿形式的尿流曲线，排尿时间比较短，峰值高尖，提示是由突然出现的逼尿肌收缩力引起的 DO 出现的排尿。患儿总是在进入检查室时就急于排尿，有时表现为跺脚，或自己用手捏住阴茎以防止排出尿液。当允许排尿时患儿快速地排出尿液，出现塔形尿流率曲线。

【Staccato 尿流曲线】

Staccato 尿流曲线指排尿过程中尿流曲线出现快速波动而始终未中断，可见于各个年龄段儿童，包括正常儿童，是在儿童排尿时逼尿肌收缩的同时尿道括约肌间断性地收缩引起。Wereecken 等认为 Staccato 尿流曲线是尿道和逼尿肌不稳定的结果。Yeung 等在对下尿路正常的婴幼儿进行膀胱测压研究中发现，在被测儿童出现 Staccato 尿流曲线时，膀胱逼尿肌压力会有不同程度的上下波动，其认为 Staccato 尿流曲线与 DSD 有关。儿童 Staccato 尿流曲线应结合残余尿是否增多来考虑其临床意义。

在儿童的尿动力学检查中，有研究显示 Staccato 尿流曲线在下尿路正常的婴幼儿中的发生率为 20% ～ 70%，且随着年龄增长逐渐下降。Bower 等研究了 98 例排除各类泌尿系疾病及神经系统损害和畸形住院小儿的尿流率曲线，其中钟形尿流率曲线 63%，Staccato 尿流曲线 30%，间断尿流率曲线（intermittent uroflow curve）6%。笔者总结了 169 例 8 ～ 13 岁儿童病例，Staccato 尿流曲线的总体发生率为 31.9%，其中男性 29.6%，女性 34.1%，无性别差异；男性儿童中，Staccato 尿流曲线的发生率随年龄增长呈下降趋势，年龄差异大时发生率与年龄相关性更紧密；女性儿童中，Staccato 尿流曲线发生率于年龄相关性不明显，提示女性 Staccato 尿流曲线发生率在 8 ～ 13 岁儿童中常见。

Staccato 尿流曲线的发生率跟尿量有显著相关性，随着尿量增加发生率明显升高。这可能与尿量较多时儿童不能长时间维持尿道外括约肌稳定和逼尿肌 - 括约肌的协同有关，也提示儿童下尿路神经肌肉排尿调控尚未发育完善。研究结果显示 Staccato 尿流曲线儿童的尿流率参数与光滑尿流率曲线组相比，Qmax、Qave 和 PVR 发生率没有显著差异，但尿量明显大于光滑曲线组，排尿时间较光滑曲线组长，达 Qmax 时间短。尿流率参数男女之间无差异。

【间断尿流率曲线】

间断尿流率曲线表现为独立的波峰，而在独立的波峰之间尿流可完全中断，同 Staccato 尿流曲线相似，但又有区别，一般提示膀胱收缩力下降，儿童是通过收缩膈肌和腹肌进行排尿，每次增加腹压可引起每个排尿高峰，停止增加腹压时尿流中断。间断尿流率曲线也可见于生理性排尿，如部分女性习惯性增加腹压排尿；也可以是病理性的，如严重的 BOO 或 NB（逼尿肌 - 括约肌协同失调）。在不规则或间断尿流率曲线中，Qmax 作为评判流出道阻力指标是不可靠的，因为即使是逼尿肌收缩力下降的患儿通过腹压排尿，Qmax 也有可能是正常的。尿流率曲线模式在 85% 的患者中可以被重复检查，异常的尿流率曲线需要重新测定。

【低平尿流率曲线】

这是一种低平、延长的尿流率曲线。一般是由 BOO 引起，分解剖型 [后尿道瓣膜（posterior urethral valves，PUV）和尿道狭窄] 和动力型（持续性地尿道括约肌收缩），也可以是由持续地增加腹压引起的，在测量尿流率同时进行肌电图测量可以对 BOO 进行分型。排尿过程中逼尿肌收缩力的变化、腹肌收缩、尿道括约肌活动等均可使尿流率曲线模式更加复杂化。逼尿肌收缩功能不全时可出现低平梗阻型尿流率曲线，随程度不同可呈低丘斜坡曲线、不规则低平曲线或重度低平曲线。

作者（1990 年）对 88 名正常儿童 UFM 进行分析，发现尿流率曲线可以分为 4 种类型，即高尖曲线、圆丘曲线、柱斤曲线和高丘斜坡曲线。高尖曲线多见于尿量小于 150 mL 时；圆丘曲线或柱丘曲线在尿量大于 150 mL 时多见；高丘斜坡曲线少见。

4）UFM 方法及注意事项

UFM 应该在专门独立的检查室内进行，检查室的环境应宁静及隐蔽，使患者尽量放松，使检查能正确反映其真实排尿状况。测定前 2 h 适量饮水，有正常尿意时再做检查，尿量过少会影响检查结果。当患儿尿量 ≥ 50 mL 时，Qmax 可达到同年龄段健康儿童标准值，可充分反映遗尿患儿的日常排尿状态，因此不建议患儿在过度憋尿状态进行自由尿流率检查，初始尿意下自由尿流率 -PVR 检查结果更能代表遗尿患儿的真实生理状态。有些患儿憋尿时精神高度紧张，会造成想要排尿的假象，因此可以提前使用超声估算尿量。进行自由 UFM 时，开启尿流率开关，男性患儿立位，女性患儿坐位，较小的儿童可由父母把尿测定，排尿体位应该灵活掌握，尽量符合儿童自然排尿状态，排尿时仪器记录其排尿曲线，排尿停止时关闭尿流计。很多儿童排尿时较急迫，由其父母快速领入检查室，因此儿童进行自由 UFM 前尽量做好准备，比如提前建立病例，耐心同小儿沟通讲解，让患儿精神放松，尽量在有正常排尿感时进行测量。

UFM 结果受物理、生理、病理等诸多因素的影响。因此尿流率检查结果必须结合年龄、性别、尿量等因素进行分析，配合其他检查做出诊断。为提高检查结果准确性，获得客观可靠的尿流率，检查时应该注意以下几个方面。

A. 详细询问病史，进行完整的体格检查（尤其注意是否有神经病变）和必要的实验室检查，建议记录 VD 3 天以上，以了解患者平常排尿状况。

B. 自由 UFM 测定时，患儿的排尿量应大于预期膀胱容量的 50%，测定结果才准确，故检查前应嘱受检者适量饮水以获得满意的尿量。尿量是影响尿流率的重要因素。同一受试者，不同的尿量可以产生不同的尿流率曲线及 Qmax。儿童尿流率随年龄或尿量增加而增加，呈正相关。Disclpiro 等（1986 年）为了排除年龄、尿量等因素对尿流率测定的影响，对 2 ～ 12 岁 142 名正常男孩分 11 个年龄组进行了尿流测定，测得的 Qmax 从（9.25 ± 3.12）～（16.21 ±

5.29）mL/s，总结出用排尿量推算 Qmax、Qave 的相关方程，指导推算不同尿量时 Qmax、Qave 的正常范围，从而判断尿流测定结果是否正常。从本组资料，年龄、尿量与 Qmax 的相关系数可以看出，正常儿童年龄或尿量与 Qmax 有明显正相关性。本组资料还显示男孩尿量在 40 mL 以上，女孩 35 mL 以上，尿流率测定结果较可靠。尿量小于该值时，尿流率显著变小，尿流率曲线变异大，无法分析。因而进行小儿尿流率测定时，除了考虑年龄等因素的影响外，尚应保证男、女患儿最少尿量应为 40 mL 和 35 mL。一般情况下，尿量越多结果越准确，当患儿 Vv ≥ 50 mL 时，可充分反映遗尿患儿的日常排尿状态。

C. 采用转盘式尿流计，尿线落点应尽量集中在容器侧壁。称重式尿流计则应在每次检测完成后倒掉集尿杯内液体。

D. 尿流率曲线持续时间小于 2 秒，正负方向的变化应为赝像，需要人为校正，方法是以平均跨度超过 2 秒的光滑曲线加以校正。

E. 建议排尿后通过即刻导尿或超声进行残余尿量测定，有助于评估膀胱排空功能。

除环境因素及心理因素外，须注意尿道器械检查及操作后 3 天内尿流率不准确，UFM 不能区别 BOO 与逼尿肌功能不全。尿流率值取决于逼尿肌收缩的有效性、括约肌松弛的完全性及尿道的通畅度（有无梗阻）三者，尿流率低并不等于 BOO。结果不满意者，须重复检查。

（2）残余尿量测定

PVR 是指在排尿刚刚完成后膀胱内剩余液体的体积，反映排尿期膀胱和尿道出口相互作用的结果。常用于区分 BOO 的代偿期和失代偿期，以及决定是否进行手术治疗。残余尿量通常用以下方法估计：导管或者膀胱镜（经尿道或耻骨上）；放射学检查（顺行尿路造影、排尿膀胱造影）；超声波检查；放射性同位素（清除率、GAMMA 相机）。

经导管导尿法曾被视为 PVR 测定的金标准，但其仍有很多不精确之处。而且导尿法为侵入性操作，所以仅在随后有尿动力学测试时才使用。超声由于其无创性、相对准确性和方便经济等优点作为单纯 UFM 后残余尿量测定的普遍方法。通常采用腹部经耻骨上超声测量膀胱的长度、宽度和高度，采用相应的数学公式来计算和估计膀胱 PVR。

将超声与尿流率结合能提供关于膀胱功能更详细的信息，与单独测定尿流率相比能更全面地评价下尿路功能。新生儿白天每次排尿量为正常的 30% ～ 100%，其原因为新生儿膀胱多不能完全排空，但连续观察 4 h 至少有 1 次可完全排空。PVR 从新生儿期到 2 岁前较恒定，平均 4 ～ 5 mL，3 岁以后获得尿控能力，多可以完全排空膀胱，此时正常情况应该无 PVR。如果重复测定，每次 PVR 在 20 mL 以上就是病理性的。一项对 1128 例年龄在 4 ～ 12 岁的健康儿童进行 PVR 测量，这些儿童排尿量均大于 50 mL，而且有正常的钟形尿流率曲线，测量结果如下。

4 ～ 6 岁儿童：单次测量 PVR 大于 30 mL，或者大于预期膀胱容量的 21%；重复测量时，PVR 大于 20 mL 或大于预期膀胱容量的 10%，提示 PVR 增多。

7 ～ 12 岁儿童：单次测量 PVR 大于 20 mL，或者大于预期膀胱容量的 15%；重复测量时，PVR 大于 10 mL 或大于预期膀胱容量的 6%，提示 PVR 增多。

残余尿量测定时应注意的事项有：①排尿前膀胱容量大于预期膀胱容量的 50%，同时小于预期膀胱容量的 115%；② PVR 应该在排尿后 5 分钟内测量；③持续 PVR 增加一般提示膀胱出口阻力增加或膀胱收缩力减弱或二者同时存在。最近的研究证实除新生儿外正常婴儿的膀胱几乎可以完全排空。当儿童 PVR 在 5 ～ 20 mL 时应重复测量，如果重复测量结果不一致应进行第三次测量。小儿 PVR 大于 20 mL 提示排尿功能异常，且与年龄、性别和膀胱最大容量无关。没有残余尿并不能排除膀胱梗阻和膀胱括约肌功能障碍。

（3）尿流率联合超声测定残余尿量在遗尿评估中的作用

2019 年《儿童遗尿症诊断和治疗中国专家共识》推荐：对遗尿患儿常规进行尿流率和超声测定 PVR 筛查。若初筛结果异常，或怀疑有膀胱或尿道功能异常者，以及 NMNE 和 RNE 需进行微创膀胱压力流率测定，有条件者进行同步膀胱尿道测压、影像尿流动力学检查（video urodynamics study，VUDS），必要时进行夜间动态尿动力学监测。

自由尿流率联合超声测定 PVR 是判断 NE 患儿是否存在下尿路功能障碍的最常用方法，同时判断是否需要侵入性尿动力学检查。UFM 结果反映排尿动力（膀胱逼尿肌）及阻力（尿道内外括约肌）的相对平衡状态，临床上多用作由神经性或梗阻性病变引起的排尿障碍患者的筛选性检查，并用于下尿路药物或手术治疗效果的随诊。尿流率差可以是各种 BOO 的结果，也可由逼尿肌收缩无力导致，需进一步加以区别。广义上说只要能排尿的小儿无论年龄大小均能行尿流率检查，一般 5 岁以上儿童配合度高，能获得较为准确的检查结果。

Qmax 是评估尿液流出重要参数，随年龄变化。尿流率曲线形状由逼尿肌收缩能力、腹压和膀胱出口情况共同决定，正常为光滑钟形曲线。OAB 可产生爆发性排尿收缩，出现持续时间短、高幅度曲线，即塔形曲线。器质性流出道梗阻或括约肌强制性或痉挛性收缩产生低平尿流率曲线，即平台形曲线。DSD 可产生高低起伏状、不规则或断续型连续性波动性尿流率曲线。DU 或逼尿肌无收缩患儿表现为与腹压增加相一致间歇性尿流，即间断尿流率曲线。这些特征性曲线类型不是确诊的根本依据，但可为疾病诊断提供参考。PNE 患儿尿流率多表现为正常尿流率和无残余尿，合并白天尿频、尿急者可见每次排尿量减少。有患者因膀胱功能低下残余尿增多引起"充盈性尿失禁或充盈性遗尿"，这类患者应注意检查有无脊柱裂等神经性膀胱因素存在。

很多 NE 患儿是在全日制学校上学，大部分家长对儿童的排尿方式也无法了解。因此，在对 NE 患儿进行体格检查以及询问病史时，临床大夫很容易忽略膀胱功能的异常，这导致在遗尿治疗前无法对患儿的膀胱功能进行准确的评估，通过自由尿流率联合超声PVR 测定不仅能够反映膀胱的基本功能，同时对 NE 患儿病因的发现有着不可或缺的作用。因此，所有就诊的遗尿儿童应该进行自由尿流率联合超声 PVR 测定。

简单无创的门诊尿流率检查（outpatient-uroflowmetry，OUF）在评估 NE 患儿膀胱功能方面被临床广泛采用，但门诊尿流率检查存在以下不足：①大多数只进行 1 次测量，不具有代表性；②等待时间长，往往过度憋尿，并且是大量饮水导致的非生理性充盈膀胱；③存在"白大衣效应"，排尿时紧张不能放松，对结果造成影响；④昼夜排尿模式存在差异等；⑤长期治疗和随访资料保存不方便，容易丢失。随着智能手机的普及和人工智能的发展，远程无线 VD 监测系统将家庭尿流率检查和电子排尿日记和结合起来，能够连续测量患者每次排尿和各种门诊尿流率测定的参数，更加符合患者的生理状态，此外进行家庭尿流率检查的同时可以通过配套的微信小程序"排尿日记"精确记录电子排尿日记，实现了患儿在家中自然环境下精确记录每一次排尿和饮水的所有信息。家庭尿流率检查避免了陌生环境、膀胱过度充盈、不能连续测定等影响门诊尿流率检查的因素，其结果更加符合患儿的生理状态，更加真实可靠，因此建议在条件允许情况下优先选取家庭尿流率检查评估 NE 患儿膀胱功能。

（王俊魁　整理）

13. 膀胱压力流率测定

NE 是儿童常见疾病。准确诊断及有效鉴别其类型和发病机制是获得满意疗效和预防复发的关键。膀胱压力流率测定（pressure flow study，PFS）是评估其类型和发病机制的主要方法，包括膀胱压力容积测定（cystometrogram，CMG）和排尿期逼尿肌压力及UFM。CMG 是模拟膀胱充盈期 / 储尿期的压力 − 容积情况并以曲线形式记录，主要评估 NE 患儿膀胱感觉、逼尿肌活动性、膀胱容量和顺应性（△ C）。排尿期主要评估 NE 患儿膀胱尿道的功能状态。NE 患儿进行 PFS 的目的：①将患儿下尿路的症状用图像及数字记录下来；②用尿动力学参数或图像来反映患儿症状；③评估出现泌尿系并发症的风险因素，如逼尿肌 − 括约肌协同失调、膀胱顺应性降低、DO 和尿道不稳定。

（1）PFS 检查的适应证

反复尿流率 +PVR 测定异常的患儿建议行 PFS 检查明确病因。

RNE、SNE 和 NMNE 或正规治疗半年以上无效时推荐进行PFS 以明确是否存在下尿路功能障碍。

无法配合记录 VD 的患儿也建议行 PFS 提供补充诊断依据，为治疗选择提供参考。

体格检查时对存在神经病变体征（如脊柱畸形、异常步态、异常腱反射、不对称性足萎缩和高足弓）、脊髓发育不良体征（如包块、色素沉着、小凹、多毛和臀裂倾斜）等都应行 PFS，为疾病诊断提供参考。

（2）检查前准备事项

对儿童和青少年进行尿动力学检查之前，要对其膀胱功能障碍做出初步评估。仔细向家属询问病史，尽可能采集、完善患儿症状和体格检查资料，如通过患儿的生长发育情况、步态、会阴区和下肢皮肤感觉以及神经反射等，重点判断有无神经系统的异常。根据患儿及家属描述的排尿状况判断有无血尿、是否处于泌尿系炎症的急性期等，以便找合适的检查时间。

充分知情同意的情况下，提倡检查前一天带领儿童到检查室熟悉情况，针对性地向患儿或家长用日常易懂语言介绍正常的排尿生理和尿动力学检查的过程，检查时间为 30 ～ 60 分钟；告知检查后可能出现的并发症及需要配合的注意事项，同时给患儿家长讲解以往儿童检查失败的原因，诸如小儿哭闹、躁动使测压管脱落，请患儿及家长积极配合提高检查效果。

提供尿常规结果排除泌尿系急性慢性炎症。提供传染病四项结果 [包括乙型肝炎病毒表面抗原（HBsAg）、丙型肝炎病毒抗体（抗 -HCV）、人类免疫缺陷病毒 HIV1+2 型抗体（抗 -HIV）及梅毒螺旋体抗体（抗 -TP）四项检测]，排除传染病，防止交叉感染，消除患儿家长顾虑。对于传染病结果阳性者，需要被安排在当日最后检查，以便进行终末消毒处理。

了解患儿是否有便秘或大便失禁等异常，告知其正确进行肠道准备方法（检查前 4 小时内，取左侧卧位应用开塞露 1 ～ 2 支，尽量保留 3 ～ 5 分钟再排便，通常能收到良好的直肠排空的效果；若效果仍不佳，可用手法将直肠段大便抠出），以避免因大便清洁不彻底而对检查结果产生干扰。目前主张尿动力学检查时仅要求直肠及肛管内保持空虚状态即可。

检查应在轻松的环境下进行，对于焦虑或恐惧的儿童，要有耐心给予安慰，尽可能让患儿感觉是在做游戏，如为患儿播放喜爱的动画片、准备合适的玩具、喜爱的食品以及好看的书籍，转移其注意力，减少房间器械对患儿的影响。亦可在检查前、检查中可由父母、其他家庭成员或照顾者（保姆）陪同进入检查室。

（3）操作技术

检查前准备消毒包及各种导管，膀胱灌注介质用生理盐水。

测压前行 UFM，嘱患儿尽量排空膀胱，排尿后即刻导尿或 B 超进行 PVR 测定。受检者取截石位或坐位，无菌技术及良好润滑（或使用麻醉凝胶）下按照导尿术经尿道置入 F6 ～ F8 双腔测压管，放置肛门测压管。

1）膀胱压力容积测定（CMG）

测压体位主要有仰卧位和坐位。在充盈膀胱前需把传感器调至在耻骨水平对膀胱压力通道置零，与大气压保持一致，再联接相应的测压管、灌注管，注意排空气泡。对微端传感器导管参照点是传感器；这些导管有一个内参照通道对大气压开放，开始测压时的膀胱压力作为零点。检查过程中患者无论何时改变体位，如从仰卧位到坐位，外置传感器都要随着耻骨联合上缘变化而调整位置以便保持以前的参照平面。气导直接将测压管联接于压力通道后置零再将压力通道拨至"CHARGE"位置。

测试导管和传感器：初始静止压力应大致代表腹部内容物的压力（以 cmH_2O 表示），例如 15 ～ 25 cmH_2O。可以经尿道测压导管向膀胱中充盈一些液体，将使用的麻醉凝胶冲洗远离测压管侧孔，并获得准确的初始静止压力，表示允许"开始"检查。若男童选择站立时，最初的逼尿肌压力应接近于零。为了进一步测试要鼓励年龄较大的儿童咳嗽，腹压升高与膀胱压力具有相似的响应峰值，此时逼尿肌压力保持在零左右。

充盈介质一般使用室温生理盐水作膀胱充盈剂。X 线影像尿流动力学测定时使用造影剂作充盈剂。根据 ICCS 的建议，膀胱充盈率（每分钟使用生理盐水）应接近估计容量的 5% ～ 10%。

记录小儿膀胱感觉，学龄儿童充盈感应根据 ICCS 标准确定，定义为"充盈的首次感觉""正常排尿感"和"强烈的排尿感"。这些标志应在尿动力记录曲线上标注。2 岁以上膀胱预测最大容量可根据膀胱日记提示或 Hjalmas 提出的公式计算［年龄（岁）+1 × 30= 容量（mL）］进行膀胱充盈测定。除了膀胱日记外，还应记住与年龄相关和预期容量。

在充盈期间记录膀胱压力减去腹压力，以获得真正的逼尿肌压力。在记录过程中，尿流计保持在适当的位置，以便能随时记录漏尿或排尿情况。

检查过程中若持续灌注时患儿出现不适，发生不自主排尿、灌注量超过估计膀胱容量 150% 或漏尿速率大于灌注速度或表现出强烈的排尿欲望（较大儿童肢体活动）时，可被解释为膀胱充盈完全的迹象，应停止充盈，此事件标记为充盈结束，代表了充盈期膀胱测压的结束。一些患儿膀胱容量较大需要额外增加灌注量，观察他们能否在最大膀胱容量时排尿。在此之前，对储尿期数据进行评估。

可以联合盆底肌电图评估尿道外括约肌充盈期和排尿期的活动。

2）压力流率测定

当儿童有强烈尿意或尿道口可见尿液漏出时膀胱充盈期结束，鼓励排尿。开始排尿后逼尿肌收缩，同时膀胱出口放松，产生排尿逼尿肌压力。学龄儿童一般来说可听从指令排尿。在这个时期，随着盆底松弛，逼尿肌压力增加，尿道压力降低，导致排尿。通过膀胱测压用的同一导管记录排尿压力。在记录过程中，连接到尿动力设备的尿流率参数与压力数据并置，并相互关联。排尿结束时，逼尿肌放松，尿道 / 膀胱出口关闭。

在排尿过程中，逼尿肌可分为正常、收缩力减弱和无收缩力。正常排尿是通过自愿启动的逼尿肌收缩来实现的，它是持续的，一旦开始就不容易被抑制。在没有 BOO 的情况下，正常的收缩将导致完全排空。当儿童感觉排尿完成，这个阶段结束。

排尿后，应立即进行测压技术质量评估，以确定是否需要进行第二次充盈膀胱测压和压力流检查。如果发现赝像问题或对第一次检查结果有疑问，可以开始进行第二次 PFS。通常在第二次检查时，孩子能充分放松，这样就可以更准确地获得测压结果。

结束后，移除导管和肌电图电极等。指导儿童进行正常活动，建议在检查后多喝水，以"消除"尿道刺激，并减少发生尿路感染的机会。

检查后医师尽快完成检查报告，把测压过程中发现的尿动力学观察结果和特征与临床观察结果结合起来进行分析。膀胱压力容积和压力流率测定曲线详见图 13。

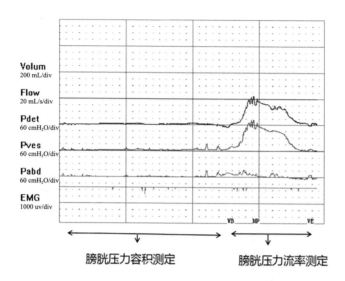

图 13　膀胱压力容积和压力流率测定曲线

（4）结果解读

1）膀胱压力容积测定（充盈期／储尿期）

膀胱压力容积测定主要评估 NE 患儿膀胱感觉、逼尿肌活动性、膀胱顺应性和膀胱容量。多数 NE 患儿不经允许就开始排尿，导致充盈结束点判定困难，需检查结束后综合判定。

逼尿肌不稳定收缩，是膀胱充盈期逼尿肌压力突然增高（超过基线 15 cmH_2O）导致。逼尿肌不稳定收缩可能是自发的，也可能是由咳嗽或轻压腹部引起的，部分 NE 患儿常存在不同程度 DO，据统计，60% ～ 85% 患者在白天清醒状态和夜间睡眠状态都有不稳定性膀胱。所以逼尿肌不稳定性收缩是儿童 NE 发生的一个主要原因，尿动力学检查中使用的术语"特发性 DO"是首选因素（图 14）。Yeung 等研究同样发现，对于 CUD 结果和 FBC 均正常的原发性 NE

患儿，35% 患儿在夜晚睡眠状态下尿动力学检查检测出 DO。遗尿患儿夜间逼尿肌不稳定性收缩可能是中枢神经系统功能发育成熟延迟，随意性和（或）无意识性逼尿肌抑制功能不全，而出现逼尿肌不稳定性收缩。

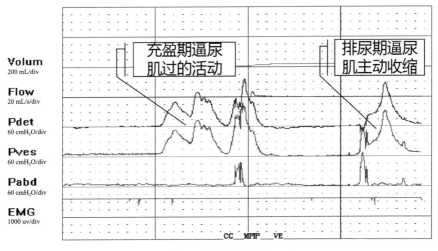

图 14 逼尿肌不稳定

膀胱感觉可以通过充盈期膀胱测压过程中与患儿语言交流或者观察患儿肢体活动方式进行解读，并通过膀胱容积以及患儿主诉之间的关系来加以评估。膀胱感觉包括初次排尿感、正常排尿感、强烈排尿感、尿急。一部分 NE 患儿膀胱感觉敏感度增高，产生强烈的排尿欲望时伴有尿液漏出。膀胱感觉降低是指当充盈达到预计膀胱最大容量时膀胱仍无感觉，而感觉缺失是指无膀胱感觉，常见于 DU 患儿。

膀胱容量，当测得膀胱容量＜相应年龄预期膀胱容量 65% 时可诊断为膀胱容量偏小。研究表明，膀胱容量＞150% 预期膀胱容量，PVR > 10% 预期膀胱容量和膀胱壁增厚等与 NMNE 有关。

最大膀胱容量或测定膀胱最大容量（cystometry bladder-capacity，CBC）即儿童开始排尿（或漏尿）时的膀胱容量或膀胱充盈到最大压力时容量，包括排出的尿量和 PVR 之和。对于儿童，可根据年龄计算最大膀胱容量，一般采用公式 y（mL）=30+［30× 年龄（岁）］，其中男孩为 y=24.8x+31.6，女孩为 y=22.6x+37.4。

FBC 与临床更为相关，被定义为排出的尿量。除了用 CMG 测定外，也可用 VD（排尿频率 / 尿量表）来判断。一项研究使用脑电图联合夜间尿动力学持续监测 NE 患儿，结果发现 35% 的患儿只在夜晚睡眠期间检测出 DO 而日间觉醒时则没有，长期逼尿肌不稳定性收缩，导致夜间 FBC 明显减少。

膀胱顺应性是膀胱压力容积测压时需要注意的重要参数。它代表逼尿肌的弹性或容量适应性。小于 10 mL/cmH$_2$O 的值表示膀胱顺应性较低是评估充盈期整个压力曲线。膀胱顺应性是逼尿肌压力变化后的相应体积改变，其计算方法为容积变化（△V）除以相应的压力改变：（△Pdet）（C= △V/ △Pdet），以 mL/cmH$_2$O 表示。NE 患儿长期逼尿肌不稳定性收缩，可导致膀胱功能容量缩小及敏感性增高，顺应性降低。所以逼尿肌不稳定性收缩是儿童遗尿发生的一个主要原因，膀胱功能容量减少，顺应性降低，是逼尿肌不稳定收缩的结果。

2）膀胱压力流率测定（排尿期）

排尿期逼尿肌收缩压指排尿期逼尿肌收缩产生的压力。部分 NE 患儿出现 DU 或逼尿肌无收缩。DU 是逼尿肌收缩强度降低或持续时间缩短，导致膀胱排空延长或正常时间内不能完全排空；逼尿肌无收缩指排尿期始终没有逼尿肌主动收缩。

逼尿肌 - 括约肌协同失调（DSD）：描述逼尿肌收缩与尿道和（或）尿道周围横纹肌的非自愿收缩同时发生。偶尔也可以发生梗阻，DSD 通常通过压力流率测定、EMG 检查或同时膀胱 / 尿道压力记录来评估。部分 NE 患儿存在 DSD，出现同步高逼尿肌压力和间断性或 Staccato 尿流曲线。DSD 不同于功能障碍性排尿（该术语代替排尿功能障碍），后者为无神经源性疾病儿童排尿时习惯性收缩尿道括约肌或盆底肌横纹肌肉不连续收缩，需经重复尿流测定存在 Staccato 尿流曲线证实。VUDS 检查能更准确、形象地显示 NE 患儿 DSD、VUR 以及膀胱尿道形态等，详细内容可见相关章节。

排尿后逼尿肌收缩是指排尿时在逼尿肌收缩的下降阶段或在其结束后逼尿肌压力再升高，其临床相关性尚不确定，但可能与 DO 和（或）功能障碍迹象以及导管压力通道开口黏膜塌陷有关。在遗尿患儿中发生率较高。

3）尿道压力测定

在部分 NE 患儿尿流动力学检查（urodynamics study，UDS）中，膀胱充盈期出现尿道不稳定引起尿失禁。有的患者膀胱功能正常，仅发现尿道压力升高，甚至高达 160 cmH$_2$O，这种现象很难解释。Yeung 等研究发现该类 NE 患者在夜间熟睡排尿时仍然以小容量高压梗阻状态排尿，且其梗阻原因仅有一小部分是由尿道损伤引起，多数未发现尿道压增高的原因。但这种长期慢性流出道梗阻必然导致 FBC 降低。膀胱功能紊乱是导致 RNE 的一个重要病因，需要进行膀胱压力流率测定，必要时进行同步膀胱尿道测压，以确定是否患有 DSD 或尿道压不稳定。单纯尿道压力分布测定对判断 NE 患者的病因意义不大，同步膀胱尿道测压，对于发现尿道不稳定导致的遗尿有重要诊断价值。同步膀胱尿道测压介绍详见相关章节。

总之，膀胱压力流率测定可以了解膀胱功能，确定症状的原因和排除器质性病变，为有效治疗提供依据并预测治疗效果。如果临床表现和检查结果不吻合，应重复尿动力学检查，或选择用其他（同步膀胱尿道测压、VUDS 检查、动态尿动力学等相关检查）方法进一步检查。

（贾亮花　宋斌　整理）

14. 影像尿动力学检查

影像尿动力学检查是在普通 UDS 和影像设备发展基础上出现的一种全面的下尿路功能和形态相结合的检查方法，指尿检查过程中同时用 B 超或 X 线透视影像设备动态显示和摄录尿路形态变化，在获得膀胱尿道压力等功能参数的同时记录泌尿系形态及形态变化的信息。儿童 NE 是一种常见疾病，常常伴有泌尿系异常，如膀胱输尿管反流（vesicoureteral reflux，VUR）、异位输尿管、膀胱外翻、脊髓脊膜膨出、先天性尿道狭窄和后尿道瓣膜等解剖性或神经性异常。VUDS 在 NE 病因和分型及鉴别诊断中发挥着重要作用，除了观察膀胱尿道功能外，可以同步观察下尿路形态改变，为临床诊治儿童 NE 提供更多疾病信息，尤其有利于帮助 RNE 儿童深入寻找病因。

（1）VUDS 检查特点

UDS 是将患者尿路症状用图和数字表现出来。但是，常规 UDS 检查只是功能性诊断技术，缺乏在形态上的诊断依据。随着科技的发展，同步影像学引入了尿动力学设备，极大地提高了尿动力学仪的检测功能及准确性。VUDS 将膀胱测压显示和记录尿动力学参数的模拟信号转化为数字式信号，以及影像设备记录的下尿路动态变化图形同时传输于计算机，并对影像进行同步处理和储存。VUDS 属动态放射检查技术，下尿路尿流动力学联合同步影像检查目前已成为评估下尿路功能异常的最好办法，可为原因不明或极为复杂的遗尿患者提供更加详细的信息，最大限度减少人为诊断误差。

普通 UDS 使用生理盐水作为膀胱充盈介质，而 VUDS 用造影剂作为膀胱充盈介质（生理盐水 500 mL+ 碘佛醇或碘克沙醇 50 mL）。儿童灌注速度为 20 mL/min，神经源性膀胱，膀胱顺应性差，膀胱感觉敏感的患儿降低灌注速度至 10 ～ 20 mL/min。婴幼儿膀胱灌注速度为预计膀胱最大容量的 5% ～ 10%。最大膀胱容量（mL）=30+30× 年龄（岁）。检查过程中同时拍摄采集输尿管、膀胱、尿道的图像并储存。

（2）VUDS 检查方法和结果解读

1）VUDS 测定前常规测定自由尿流率

和普通 UDS 检查程序一样，VUDS 前常规进行自由尿流率测定，包括排尿速率、排尿量、排尿时间和尿流模式。遗尿儿童一般可以自主排尿，能配合完成该检查。为了保证检查质量要尽可能使

患儿排尿量 ≥ 50% 预期膀胱容量；常规进行两次或两次以上的自由 UFM 以提高尿流率的精确性和可靠性。自由尿流率可单独进行或者联合肌电图测量盆底肌电活动。当自由尿流率联合肌电图时可以诊断出膀胱和盆底肌协同障碍。

2）重视压力流率测定和下尿路形态变化关联分析

VUDS 的优势在于能够进行压力流率测定和下尿路形态变化的关联方分析。在进行压力流率测定获得膀胱尿道压力等参数的同时可显示 DSD、逼尿肌 – 膀胱颈协同失调（detrusor bladder neck dyssynergia，DBND），判断 VUR 等膀胱尿道病理生理改变。在膀胱充盈测压和储尿过程中观察和记录 VUR 及发生反流时的压力变化是该检查项目的主要内容，可以对反流程度分级，也可分类为高压反流与低压反流。VUDS 对漏尿的观察也非常灵敏，对逼尿肌漏尿点压力和腹压漏尿点压力的判断更加直观和简便。逼尿肌漏尿点压力 ≥ 30 cmH_2O 是引起上尿路损毁的危险因素，根据逼尿肌漏尿点压力及 VUR 发生前的膀胱容量可确定膀胱安全容量。在排尿期阶段，压力流率测定显示高压低流状态下，VUDS 可以更精确地确定梗阻部位，可以直观地观察到括约肌活动，尤其是在 EMG 或膀胱尿道同步测定检查效果不佳或不能明确诊断的情况下判断 DSD 及 DBND。

（3）VUDS 评估儿童遗尿

遗尿患儿如果出现如下情况就应该考虑进行 VUDS：①白天有尿失禁或反复泌尿系感染病史；②自由尿流率联合 PVR 测定异常；③超声显示膀胱壁明显增厚，肾积水或下段输尿管扩张；④ RNE。

PNE 患儿自由尿流率多表现为正常尿流率曲线和无 PVR。合并白天尿频、尿急者可见每次排尿量减少。患者因膀胱功能低下 PVR 增多引起"充盈性尿失禁或充盈性遗尿",尿动力学检查评估儿童 NE 时,储尿期主要评估患儿膀胱感觉、逼尿肌活动性、膀胱顺应性和膀胱容量。常见的膀胱功能改变有 DO、FBC 减少和 DSD 等,DO 在遗尿患者中最多见。长期逼尿肌不稳定收缩,可导致膀胱功能容量缩小及敏感性增高,顺应性降低。有研究探讨了神经源性夜遗尿与 MNE 的尿动力学表现,结果发现 MNE 患者 PVR、DO 发生率、逼尿肌收缩乏力发生率显著低于神经源性夜遗尿患者;MNE 患儿膀胱顺应性、最大尿道压和最大尿道闭合压显著高于神经源性夜遗尿。影像尿动力学检查时 MNE 患儿常表现为膀胱形态正常,膀胱壁光滑,患儿在出现 DO 时常表现为膀胱颈口开放,患儿为抑制尿液排出常自主收缩尿道外括约肌,显示 DSD 的影像图改变。当 DO 不能被抑制,膀胱颈口和尿道开放,会有尿液排出;当 DO 被抑制,膀胱颈口又重新关闭。王焱等使用 VUDS 探讨了小儿遗尿与 VUR 的关系,结果发现白天尿失禁的遗尿患儿常见 VUR。因此,建议存在白天尿失禁的遗尿患儿进一步进行 VUDS 测定,早期发现上尿路形态改变。

排尿期是指无梗阻情况下在正常时间内持续逼尿肌收缩导致膀胱完全排空。本阶段主要是评估逼尿肌的功能,部分患儿出现 DU 或逼尿肌无收缩。DU 是逼尿肌收缩强度降低或持续时间缩短,导致膀胱排空延长或正常时间内不能完全排空。逼尿肌无收缩指排尿期没有逼尿肌主动收缩。部分遗尿患儿存在 DSD,即逼尿肌收缩同时伴尿道和（或）尿道周围横纹肌不随意收缩。DSD 常引起同步逼尿肌压力增高和间断性或 Staccato 尿流曲线。神经源性遗尿患儿不仅有遗尿症状，同时可有白天尿失禁和排尿困难症状，有时伴有上尿路功能障碍。影像尿动力储尿期表现为膀胱形态失常，膀胱壁毛糙或憩室形成，膀胱颈口异常开放，排尿期表现为 DSD 或者 DBND，部分患儿伴有 VUR。

（张艳　王庆伟　整理）

15. 动态尿动力学监测

动态尿动力学监测（ambulatory urodynamics monitoring，AUM）是在受试者膀胱自然充盈状态下监测膀胱功能的变化，而且可以记录受试者夜间睡眠状态下膀胱尿道的功能状态，是研究膀胱生理功能较为理想的检查方法。夜间 AUM 更符合患儿遗尿发生的生理条件，明确患儿夜间膀胱功能障碍的类型及严重程度，《儿童遗尿症诊断和治疗中国专家共识》推荐有条件的 RNE 和 NMNE 患儿应进行夜间 AUM。AUM 可以比较准确地检查 OAB、尿失禁、NB 和遗尿患儿，对 BOO 的评价也更为确切。

（1）AUM 检查特点

随着科学技术进步，AUM 已经发展为一种采用无线传输技术使患者处于非监视状态下，通过便携式微型记录仪与测压管相连，进行更符合生理情况的尿液自然充盈的膀胱功能检测方法。患者在检查中可以自由活动，通过记录患者日常生活中多个周期的膀胱压力变化，了解生理性的膀胱功能。常规 UDS 有许多不足之处，例如它是通过人为灌注的方法充盈膀胱，再现膀胱的功能，而不是通过膀胱自然充盈检查膀胱功能；人工灌注的速度明显影响了膀胱的顺应性，有时甚至会诱发人为假象，使其诊断精确性受到很大影响。此外，检查中由于医护人员在场会影响患者排尿，导致结果不准确。检查过程中患者坐位或者站立位，仅能记录当时静止期的膀胱尿道功能，而不能记录患者日常活动和夜间睡眠期的膀胱尿道功能。而 AUM 过程中，尿液充盈为肾脏产生的尿液，充盈模式和液体温度更接近人体真实的生理状态，从而获得更为精确的检查数据。而且 AUM 可以记录较长时间，患者可以随意活动，夜间可以正常入睡。虽然 AUM 操作步骤和结果分析相对复杂，但其被认为是评估下尿路功能障碍更为自然状态的检查方法。

（2）AUM 方法和结果解读

AUM 应按照 ICS 指南进行。测定前常规自由 UFM，患者排空膀胱后 B 超测量 PVR。然后按照下列步骤进行 AUM 检查。

膀胱和直肠置入测压管嘱患儿取截石位，常规消毒铺巾。①使用 AUM 专用 T-DOC 气囊膀胱测压管和 AUM 专用 T-DOC 气囊直肠测压管。T-DOC 气体传导测压导管，在导管的前端，存在一个球囊，该球囊直径比导管自身直径稍大一些，注入气体后，球囊直径大约为 5 mm，它可以检测到导管周围 360 度压力变化从而得到一系列清楚完整的诊断学数据。T-DOC 空气测压技术使用极少量的压缩空气传导压力，因此，对空气测压管的材质和结构要求非常高，必须使用专业的 T-DOC 空气测压管才可获得准确的数据。

② T-DOC 其他测压传感器，在传感器接头处标注有"OPEN"和"CHARGE"开关。③ T-DOC 气体传导测压管与 T-DOC 气体测压传感器连接后，先确保传感器处于 OPEN 状态，让患者轻轻咳嗽一下以排除管路内可能的多余空气，之后软件上点击"全部置零"，最后把传感器开关推到 CHARGE 位置，此时，T-DOC 气体测压传感器自动给导管内球囊充气，接下来就可以进行咳嗽以检查连接质量等常规操作。④在整个检查过程中不需要校准测压导管与压力传感器高度位置，只要测压导管前段球囊在膀胱内就可以。⑤气体是相对无重力的，压力不会由于管路的移动产生变化，是 AUM 的金标准。⑥ T-DOC 气体测压传感器，校准时采用配备的专用校准器，结合电脑校准软件系统，二者缺一不可，最好每月校准一次。置管途径我们可以选择耻骨上途径或者经尿道途径。耻骨上途径建议置管后和测定时间隔一定时间，经尿道置管时尽量选择较细的测压管。任何置管形式都可以引起膀胱激惹和逼尿肌不稳定，克服这些赝像最合适的方法就是让患儿习惯导管的存在。

妥善固定测压管。因需观察夜间睡眠期夜间遗尿症患儿的膀胱尿道功能变化，膀胱测压管和直肠测压管的固定非常重要，夜间测压管脱落会造成数据记录不全。

教会患者或照顾者使用 AUM 记录仪。测压管妥善固定后，嘱患儿穿好宽松舒适的衣服，讲解记录仪器上"走动""饮水""如厕""尿急""漏尿"这五个记录按键的用法，以及在什么情况下按键操作进行记录。并嘱患儿或家长在监测的同时记录 VD，主要包括饮水时间、饮水量、急迫尿意发生时间、有无漏尿、漏尿发生时正在从事的运动方式、正常尿意时间、排尿时间、夜间睡眠时间、觉醒时间、夜间是否遗尿及遗尿时间等。最后，嘱患儿戴上一次性尿垫，携带便携式记录仪器开始记录。

注意 AUM 至少监测 3 个排尿周期和 1 个夜间睡眠期。第一个排尿周期为静止周期，即嘱患儿静坐或站立，进行模拟日常生活的交谈、咳嗽、大笑等；第二个排尿周期为走动周期，即嘱患儿在检查室周围走动、弯腰、下蹲等，模拟日常生活轻度活动；第三个排尿周期为剧烈活动周期，即嘱患儿进行跑动、上下楼梯、搬重物、跳跃等，模拟日常生活剧烈活动。通过以上三个排尿期的监测，能够充分代表患儿的日常行为。AUM 进行夜间睡眠期监测时患儿及家属应在专门的动态尿动力学监测室休息。患儿按照习惯的作息时间上床睡觉，睡觉前在床上铺垫儿童用尿垫，检查期间患儿可正常饮水并少量进食，嘱患儿家属将饮水类型、容量和饮水时间详细记录在 VD 上，待患儿入睡后，患儿家属准确记录夜间遗尿时间并在 AUM 记录仪上面按键，以便后期结果分析。长时间记录过程中，需注意膀胱测压管和直肠测压管的位置，患儿排尿时防止膀胱测压管被尿流冲出。如果患儿需要排便，可事前嘱患儿监护人，在需要排便时拔出直肠测压管，患儿排便结束清洗直肠测压管后重新插入直肠。

结果解读。将 AUM 便携式记录仪器的数据传输到电脑中。通过 AUM 便携式记录仪上的事件记录和动态尿动力曲线，结合患儿或家长记录的 VD 进行对比分析，即可在结果中的相应时间点准确地判断漏尿是否发生，漏尿产生的原因，漏尿的伴随症状，尤其是漏尿时压力曲线变化。对于夜间 AUM 监测结果分析时，要严格和 VD 进行对比分析。当逼尿肌压力升高却没有排尿时提示是 DO；当逼尿肌压力升高，同时有清醒排尿时提示是睡眠期清醒后正常排尿；当逼尿肌压力升高，同时患儿睡眠期漏尿时提示是夜间遗尿。我们根据夜间 AUM 监测的尿动力曲线，可以进一步分析夜间的膀胱顺应性 DO 频率、正常排尿时的逼尿肌压力和遗尿时的逼尿肌压力等相关参数，探知夜间最真实的膀胱功能状态。

（3）AUM 在遗尿中的应用

儿童 NE 是患儿在夜间睡眠期由觉醒障碍、不能随意控制排尿等因素造成的无意识情况下产生排尿行为的现象。目前认为，中枢睡眠觉醒功能与膀胱联系的障碍、夜间 ADH 分泌不足导致的夜间尿量增多和膀胱功能容量减小是 MNE 的主要原因。对于 NMNE 患儿膀胱功能障碍发生率明显较 MNE 患儿发生率高。对于 NNE 患儿，ICCS 推荐在初始治疗时，如果行为治疗觉醒训练等基础治疗无效，可给予去氨加压素和警铃疗法治疗。RNE 定义为 MNE 经过上述方法治疗 3 个月后症状改善不到 50% 的患者。常规尿动力学检查虽然是评估膀胱功能障碍的标准临床检查方法，但是仍存在一定的误差和漏诊情况，文献报道 19% ~ 44% 的下尿路疾病患者，常规尿动力无法阐明膀胱储尿期出现的 LUTS 的病因。对 RNE 的动态尿动力学和常规尿动力学检查对比分析发现，动态尿动力学监测可以诊断 RNE 患儿是否伴有膀胱功能障碍，在评估膀胱顺应性、DO 等方面较常规尿动力更为精确；对于常规尿动力结果不理想的 RNE 患儿，推荐进一步进行 AUM 以明确病因。夜间 DO 是 NE 的重要发病机制之一，DO 可导致膀胱在达到最大容量前刺激排尿，长期的 DO 将导致 FBC 减小，膀胱敏感增高、顺应性降低。虽然常规尿动力已经广泛应用于下尿路功能障碍患者的临床评估，但假阴性结果并不少见。Yeung 等研究发现，对于常规尿动力结果和 FBC 均正常的 PNE 患儿，其中 35% 患儿在夜晚睡眠状态下尿动力学检查时检测出 DO。Watanebe 等通过脑电图联合 AUM 在夜间持续监测遗尿患儿的研究表明，28% 的患儿只在睡眠期间发生 DO。王庆伟等对原发性单症状性遗尿症患儿进行静息态磁共振脑功能成像和动态尿动力学监测研究发现，AUM 检出 DO 的敏感性明显高于常规尿动力，提示 AUM 对于常规尿动力未检出 DO 的患儿有明确诊断价值，为治疗方案的选择提供了理论支持。

总之，AUM 为深入了解 NE 患者膀胱真实状态提供了一个有力的工具。为了确保 AUM 成功实施，进行 AUM 应注意如下事项：① AUM 之前进行 2 次常规尿动力学检查；② AUM 前详细讲解动态尿动力学监测设备的使用方法，告知患儿及家属 AUM 检查的必要性和安全性，以获得患儿及家属的配合，从而获得最为准确的检查数据；③提前排空大便，使直肠测压管的测压达到最佳，防止夜间患儿排便，影响检查结果；④对膀胱测压管和直肠测压管进行良好固定，防止夜间监测时脱落；⑤按要求记录 VD，对结果分析非常重要。AUM 虽然操作步骤和结果分析相对复杂，但仍被认为是评估下尿路功能障碍更为准确的检查方法。因此对于遗尿患儿，尤其是 RNE 患儿，如果常规尿动力测定没有任何阳性发现，可以考虑进一步进行 AUM，以发现遗尿患儿夜间遗尿时更真实的膀胱尿道功能状态。

（张艳　王庆伟　整理）

参考文献

[1] 文建国.遗尿症的发病机制及诊断和治疗新进展.郑州大学学报：医学版，2017，52（6）：661-667.

[2] 中华医学会小儿外科学分会小儿尿动力和盆底学组和泌尿外科学组.儿童遗尿症诊断和治疗中国专家共识.中华医学杂志，2019，99（21）：1615-1620.

[3] 文建国，贾智明，吴军卫，等.儿童遗尿的评估和治疗进展.现代泌尿外科杂志，2015，20（1）：4-9.

[4] 文建国，牛建华，吴军卫，等.隐性脊柱裂对儿童原发性夜间遗尿症治疗的影响.中华小儿外科杂志，2016，37（11）：851-855.

[5] 刘奎，文建国.表现为遗尿的神经源性膀胱影像尿动力学诊断.罕少疾病杂志，2005，12（5）：4-6.

[6] 朱庆华，文建国，路雪芹，等.神经源性夜遗尿和单症状性夜遗尿尿动力学表现.郑州大学学报：医学版，2004，39（6）：950-952.

[7] 孙素珂，杨静，李琦，等.过度憋尿对遗尿患儿自由尿流率和残余尿的影响.中华实用儿科临床杂志，2019，34（17）：1309-1312.

[8] 裴宇，文建国.正常儿童 Staccato 尿流曲线分析.中华小儿外科杂志，2004，25（6）：538-541.

[9] 文建国，童尔昌.小儿尿流测定及其临床意义.中华小儿外科杂志，1990，1：29-31.

[10] 文建国.小儿尿动力学检查.北京：人民卫生出版社，2021：138-204.

[11] 贾智明，文建国，朱文，等.动态尿动力学和常规尿动力学检查评估难治

性单症状性夜遗尿症的对比.中华医学杂志，2021，101（2）：142-146.

[12] 杨合英，文建国，王庆伟，等.原发性夜遗尿症尿动力学检查评估.中华小儿外科杂志，2005，26（2）：78-82.

[13] 王庆伟，文建国.儿童夜间遗尿症分类和诊断研究进展.中华小儿外科杂志，2009，30（1）：50-53.

[14] 王庆伟，万听想，车英玉，等.原发性单症状性夜遗尿症患儿静息态磁共振脑功能成像和动态尿动力学研究.中华实用儿科临床杂志，2019，34（8）：618-622.

[15] 文建国，朱文.动态尿动力学检查的临床应用进展.中华泌尿外科杂志，2013，34（4）：317-320.

[16] KIRK J，RASMUSSEN P V，BITTING S，et al.Miemritionhabbits and bladder capacities in normal children and in patients with desmopressin resistant enuresis. Scan J Urol Nephrol，1995，173：49-50.

[17] ROTH E B，AUSTIN P F.Evaluation and treatment of nonmonosvmptomatic enuresis.Pediatr Rev，2014，35（10）：430-438.

[18] ELSAYED E R，ABDALLA M M，ELADL M，et al.Predictors of severity and treatment response in children with monosymptomatic nocturnal enuresis receiving behavioral therapy. J Pediatr Urol，2012，8（1）：29-34.

[19] MANGERA A，MARZO A，HERON N，et al.Development of two electronic bladder diaries：a patient and healthcare professionals pilot study. NeurourolUrodyn，2014，33（7）：1101-1109.

[20] CHANG S J，CHIANG I N，HSIEH C H，et al.Age- and gender-specific nomograms for single and dual post-void residual urine in healthy children. NeurourolUrodyn，2013，32（7）：1014-1018.

[21] WEN J G，DJURHUUS J C，ROSIER P F W M，et al.ICS educational module：Cystometry in children.Neurourology and urodynamics，2018，37（8）：2306-2310.

[22] MOSIELLO G，POPOLO G D，WEN J G，et al.Clinical urodynamics in childhood and adolescence.Cham，Switzerland：Springer International Publishing AG，2018，175-189.

[23] AUSTIN PAUL F，BAUER S B，BOWER W，et al. The standardization of terminology of lower urinary tract function in children and adolescents：update report from the standardization committee of the International Children's Continence Society. Neurourology Urodyn，2016，35（4）：471-481.

[24] YEUNG C K，SIT F K，TO L K，et al. Reduction innocturnal functional bladder capacity is a common factor in the pathogenesis of refractory nocturnal enuresis. BJU Int，2002，90（3）：302-307.

[25] NEVEUS T. Nocturnal enuresis-theoretic background and practical guidelines. Pediatr Nephrol，2011，26（8）：1207-1214.

遗尿的诊断与鉴别诊断

16. 遗尿的诊断

根据临床症状诊断遗尿并不难，但是区分 PNE 和 SNE 有时并不很容易。不同类型的遗尿治疗方案不同。正确诊断不同类型的遗尿，了解遗尿基本概念、常见类型和常用诊断方法很有必要。

（1）概念

遗尿俗称尿床，是一种发生于睡眠中的特殊类型的尿失禁。根据 ICCS 的定义，NE 是指年龄 ≥ 5 岁的儿童在睡眠期间发生尿失禁，频次大于 1 次 / 月，至少持续 3 个月。国际疾病分类（ICD-10）把 NE 定义为 5 ～ 6 岁儿童每月至少发生 2 次、7 岁及以上儿童每月至少发生 1 次夜间睡眠中不自主漏尿症状，且连续 3 个月以上，没有明显精神和神经异常。中国传统医学认为年龄 > 3 岁的儿童仍尿床则为遗尿症。随着科学和社会的进步，信息的广泛获取，儿童生活质量的提高，父母及患儿对尿床的症状越来越不能容忍，尤其是学龄儿童，即使每月只有 1 次尿床也常有强烈治疗要求。因此，ICD-10 制定的 NE 定义标准较为合理，《儿童遗尿症诊断和治疗中国专家共识》推荐采用 ICD-10 标准定义 NE。作者推荐 ICCS 和世界卫生组织将遗尿症定义为儿童 5 岁以后，每月至少发生 1 次夜间睡眠中不自主漏尿症状且持续时间 > 3 个月，这样可使患儿家属更早关注遗尿，并提高遗尿的早期发现率。

（2）遗尿的分类

根据 NE 是否发生不尿床期的特点，遗尿可以分为 PNE 和 SNE。PNE 指自幼遗尿，从未获得超过 6 个月停止遗尿的时间，没有明显尿路和神经系统器质性病变，PNE 占 NE 患者的 70% ～ 80%。SNE 是指无论是自愈还是经过治疗，曾经有过连续 6 个月无遗尿期后再次发生遗尿。SNE 又分为复发性 NE 和新发性 NE，复发性 NE 是指在出现不尿床一段时间后又再次出现尿床；新发性 NE 更可能与下尿路病变有关。SNE 儿童多经历过家庭不良事件，伴随精神异常的概率更高，治疗更加困难。

根据是否伴有白天 LUTS 可以将 NE 分为 MNE 和 NMNE。1998 年 ICCS 仅依据是否存在白天尿失禁分为 MNE 和 NMNE，而其他白天 LUTS 也提示存在下尿路功能障碍。因此 2006 年 ICCS 将 MNE 定义为除夜间遗尿外不伴有任何 LUTS，且没有膀胱功能异常病史；NMNE 为夜间遗尿的同时伴有其他 LUTS 或有膀胱功能异常病史，包括排尿次数增加或减少、白天尿失禁、尿急、尿等待、排尿费力、尿线无力、间断排尿、控尿性动作、尿不尽感、排尿后滴沥和会阴区及下尿路疼痛。

根据遗尿患儿是否有夜间多尿和膀胱容量小可以将 MNE 分为 5 种类型：夜间多尿型、膀胱功能异常型、尿道功能异常型、混合型（同时存在前面几种类型）、其他型（既无夜间多尿也无膀胱容量小）。该分型可以作为指导选择一线治疗方案的依据。夜间多尿是指至少 50% 尿床夜晚夜间尿量超过同年龄段儿童预期膀胱容量的 130%。膀胱容量小是指最大排尿量 < 预期膀胱容量 [30+（年龄 ×30）mL] 的 65%。

此外，还有严重性遗尿和 RNE。ICCS 推荐将每周尿床夜晚数 > 4 定义为严重 NE。RNE 是指经过行为治疗、遗尿警铃和 DDAVP 等正规治疗 3 个月后疗效欠佳或者停药后复发。此外还有难治性 RMNE，难治性 MNE 是指对于 MNE 患儿，经行为治疗、觉醒训练等基础治疗无效，给予去氨加压素和警铃疗法治疗至少 3 个月后遗尿症状改善不到 50%。

遗尿的分类见图 15。

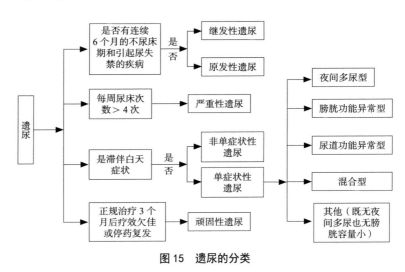

图 15　遗尿的分类

（3）诊断步骤

目前公认正常儿童在 5 岁以前应获得排尿控制能力，白天和晚上都不会发生尿失禁。如果 5 岁以后儿童每月至少有 2 次睡眠中出现尿失禁（尿床）即可诊断遗尿。可见，根据这个定义进行遗尿的诊断并不困难。但为明确病因、遗尿类型、严重程度及鉴别诊断，除了需要依据具体的临床表现外，还需要进行相关辅助检查为精准治疗和确定预后提供依据。遗尿的诊断步骤主要包括询问病史、体格检查、排尿日记、实验室检查、影像学检查、尿动力学检查、心理学评估等。根据临床不同症状、个体差异和检查适应证，采用部分或全部检查方法。

1）病史采集

病史采集主要通过问诊患者和家属（照顾者）得知疾病的相关信息及临床特点。因而需要进行规范及系统地询问，为诊断提供较为全面的参考信息。首先了解患者的疾病是否符合遗尿的定义，然后初步判断遗尿的类型和病因，最后评估遗尿对患者身心的影响。采集病史的过程中注意询问下面的内容。

A. 患者是否符合国际疾病分类（ICD-10）中 NE 定义？即 5 ～ 6 岁儿童每月至少发生 2 次夜间睡眠中不自主漏尿症状，7 岁及以上儿童每月至少尿床 1 次，且连续 3 个月以上，没有明显精神和神经异常。

B. 患者是否能通过询问病史确定遗尿类型。考虑有无病因和有无并发症等特点可将遗尿分为不同的类型：①遗尿的发生特点：自幼出现遗尿症状和没有明显病因则为 PNE，否则为 SNE。②并发症：根据是否伴随其他 LUTS 如尿频、尿急、尿失禁、排尿延迟、腹压排尿、间断排尿等分为 MNE 及 NMNE。③严重程度：ICCS 推荐将每周尿床夜晚数 > 4 定义为严重遗尿；经行为治疗、遗尿警铃或去氨加压素等正规治疗 3 个月后疗效欠佳或者停药后复发称为 RNE。

C. 询问病史注意是否能初步判断病因：通过下面不同的因素分析可以初步判断遗尿是否存在原发疾病：①家族史：家人中是否曾有同样的表现；②伴随症状：是否存在排便异常、步态异常、行为及精神异常、运动或智力障碍；③把尿训练开始时间：询问患者家属把尿开始时间及把尿频率、时间是否规律；④夜间唤醒难易程度：是否存在较多情况下不易唤醒以及是否清醒；⑤初步了解每天液体摄入量和产尿量：可以初步判断患者是否存在过量饮水、是否多数发生在下午或夜晚，白天尿频及夜间多尿提示糖尿病、肾病或精神性烦渴症；⑥是否存在其他疾病：例如呼吸睡眠暂停、贫血、糖尿病、反复尿路感染、神经泌尿系统疾病等；⑦既往的治疗经过：通过既往的治疗经过可初步判断病因、类型及严重程度。

D. 通过病史询问初步评估其对患者身心的影响：从患者及家属的谈话中了解遗尿是否影响心理发育，并为后续综合治疗方案的制定提供相应的参考，包括心理治疗方案。

根据患儿的病史特点初步判断遗尿类型，例如 PNE 患儿出生以后即表现出夜间漏尿并且找不到明确的病因。而 SNE 患儿存在连续 6 个月的不尿床期，并且往往伴有明显的病因及精神异常。同时通过相关病史也可将上述两类遗尿进一步细分为 MNE、NMNE、严重遗尿、RNE，因而对患儿病史的全面掌握将对后续的对因及对症治疗有很大的参考价值。

2）体格检查

遗尿患儿一般体格检查通常是正常的。如病史发现伴有其他排尿异常，如尿无力、严重尿失禁等；或伴有排便异常，如大便失禁或便秘等，则需要全面体格检查，其中腰背部及生殖器检查很有必要。如通过对患者体格检查可发现患者是否存在腰骶椎发育异常，从而有助于明确病因及进行鉴别诊断。主要检查的内容如下：①观察患者的生长发育是否存在异常：发育迟缓的患者可表现为身高、体重、智力、运动发育落后于同龄人，因而易存在神经系统发育未成熟。②观察是否有腭扁桃体肥大或者其他睡眠呼吸困难的体征。③通过心肺部体格检查确认是否存在哮喘、慢性阻塞性肺疾病、充血性心力衰竭表现等。④腹部触诊是否有直肠团块、膀胱扩大；直肠指检是否存在大便干结和括约肌松弛。⑤外生殖器检查是否存在尿道口发育异常和会阴部是否有异常开口；男孩需要检测是否包茎或包皮过长。⑥腰骶部、会阴部及下肢体格检查是否存在神经系统异常、脊柱发育异常。腰骶部 SBO 常有相应部位的背部包块、小凹、多毛、色素沉着、臀裂不对称和异常步态、异常腱反射、不对称性足萎缩和高足弓等。会阴部潮湿常提示尿失禁。

体格检查简单易行、经济有效。若发现阳性体征则可缩小考虑的病因范围，从而更快更精准地进行诊断治疗。MNE 患儿体格检查往往正常，对于 NMNE 患儿往往可以观察到发育迟缓、腰骶部及会阴部外观异常、尿道口解剖异常或包茎等。

3）排尿日记

排尿日记一般需要连续记录 1 周，目前较多使用的是记录 3 天（72 h）排尿日记。排尿日记具有简单方便、直观反映排尿特征的特点，但同时又因受记录者主观性、依从性的影响导致结果具有一定的误差。排尿日记需要依靠电子秤、量杯、尿不湿等辅助工具测量尿量。

通过排尿日记可详细全面地了解患者生理状态下的排尿情况，进而有助于对病因的推断及病情的了解。从中可获知的参数包括：每天的摄水量及排出量；患者饮水和排尿习惯；夜间相关参数包括夜间尿量、首次排尿量、排尿频率、尿失禁频率；白天相关参数包括是否伴有其他排尿症状、排尿次数、FBC、最大排尿量。如果存在 LUTS、烦渴表现、夜间多尿则需要进一步的检查确认病因及病情。排尿记录的结果也将反映家属的依从性及结果的客观性，结果记录得越好将越有助于疾病的规范化治疗。

遗尿的类型、病因和相关因素很多，治疗方案强调个性化治疗。在病因诊断、分型和选择治疗方案及随访治疗效果等方面，排尿日记可以提供客观依据，起到至关重要的作用。排尿日记如出现夜间尿量超过同龄预期最大膀胱容量的 130% 即可诊断为夜间多尿，小于预期膀胱容量的 65% 为膀胱容量偏小。据此可将单症状性夜遗尿分为夜间多尿型（night time polyuria）和膀胱容积减小型（reduced bladder capacity）。对于 NMNE 患者若存在尿频、尿急的症状也能通过排尿日记进行评估及观察。

4）实验室检查

常用于遗尿诊断的实验室检查是尿常规。有指征时可能需要尿培养、血电解质分析、肝肾功能检查、内分泌激素类检测。这些检查结果将为明确诊断、疗效观察提供参考。常用检查方法有：①尿常规：尿常规检测可用于鉴别患者是否存在糖尿病、无症状性泌尿系感染、肾功能不足、尿崩症、高钙尿症等；②尿培养：鉴别患者是否存在泌尿系感染；③血电解质：可用于鉴别泌尿系感染、低氧血症、糖尿病等；④肝肾功能检查：肝肾功能异常可能会间接影响内分泌功能，从而导致排尿内分泌神经轴功能异常；⑤内分泌激素检测：通过检测促肾上腺激素、ADH、醛固酮、血管紧张素Ⅱ、前列腺素 E2 体内浓度可了解体内是否存在内分泌异常。

如果遗尿患儿存在尿常规、尿培养异常则可怀疑遗尿的出现是泌尿系感染所导致。尿比重的测定能帮助了解是否存在低渗尿。当患儿出现血糖及尿糖异常、其他系统表现及功能异常则可考虑是否存在糖尿病并需要进行进一步的检查。虽然目前对于高钙尿症引起 PNE 机制尚不清楚，但研究发现遗尿患儿尿中钙离子浓度增高，其机制可能由于高钙引起 DO，所以当患儿出现该检查结果时应引起重视。若患儿体内促肾上腺激素、ADH、醛固酮、血管紧张素Ⅱ、前列腺素 E2 浓度异常时，则遗尿的出现可能是内分泌功能异常所导致。

5）影像学检查

遗尿最常用的影像学检查是泌尿系统的超声检查。对所有初诊的 NE 患者和监测抗胆碱能药应用疗效均应进行超声检查以测定

PVR。超声检查可以发现泌尿系统结构异常，并帮助了解膀胱尿道功能。相关研究表明膀胱壁厚度可对疗效进行预测，其使用价值有待进一步研究。

怀疑腰骶椎发育不全时需要进行腰骶部正位 X 射线平片或磁共振检查。其中 X 射线平片仅能用于观察患儿是否存在脊柱裂（如 SBO），可直观地观察到腰椎的缺损部位。MRI 对于腰骶椎发育不良和脊髓栓系的诊断具有重要价值。如脊柱裂患者轻者仅见椎管及椎体形态失常、棘突或椎板骨质不连续；椎管裂隙较大者可出现椎管畸形、腰骶部硬膜囊扩张、脊髓脊膜膨出等，表现为腰骶部硬膜囊局限性增宽，呈长 T_1 长 T_2 信号，马尾或终丝通过裂隙疝入正常椎管范围之外。MRI 也可发现其他脊柱、脊髓发育畸形，如脊髓纵裂、脊髓空洞、脊髓栓系、蝴蝶椎、半椎体及椎管内脂肪瘤、囊肿等。皮毛窦窦道表现为 T_2WI 上斜行管状或弯管状，与皮下组织甚至皮肤相通的低信号或裂隙状信号。对于脊髓栓系综合征的患者可能观察到：①脊髓圆锥低位：通常低于 $L_{1\sim2}$ 椎间隙水平以下（年龄 > 3 个月）即可诊断；②终丝增粗：矢状位可见终丝紧张，横断面可显示终丝细节，一般认为终丝直径 > 2 mm 即为异常增粗；③脊髓栓系：表现为脊髓圆锥及终丝粘连并紧靠椎管背侧，脊髓圆锥腹侧蛛网膜下腔增宽。

怀疑泌尿系统畸形如输尿管开口异位（ectopic ureteral orifice，EUO）等，需要进行 IVU、泌尿系 CT 及 CTU 检测，可直观地观察膀胱、输尿管、肾脏形态，是否有输尿管开口异位等。通过 IVU 可了解输尿管开口异位的类型及开口的位置、输尿管开口异位相应的重复肾上肾部的发育及积水情况，还可了解并发重肾双输尿管情况；泌尿系 CT 及 CTU 可了解患肾的大小、形态、肾皮质厚度，特别是 IVP 未显影的病例。通过 CT 三维成像可清楚显示输尿管走行，直接观察到输尿管是否开口于膀胱、射精管、精囊、阴道、前庭及宫颈等处。

对于 MNE 患儿上述检查往往正常，仅仅表现出遗尿的症状。有研究表明膀胱容量增大、不完全排空和膀胱壁增厚等超声发现与 NMNE 的出现存在一定的相关性，故 B 超检查多适用于 NMNE 和难治性遗尿患儿。

6）尿动力学检查

NMNE、SNE 和 RNE 常需要进行尿动力学检查检测膀胱尿道功能。尿动力学检查可直观地了解膀胱及尿道功能的变化。检查项目包括自由尿流率联合 B 超 PVR 测定、普通尿动力学检查（压力流率测定）、影像尿动力学检查和动态尿动力学监测等。

遗尿患者首先推荐进行自由尿流率联合 B 超测定 PVR，其无创性深受儿童欢迎。该检查能帮助初步判断患者是否存在膀胱功能异常。如果尿流曲线异常或不明原因 PVR 增多需要进一步做侵入性尿动力学检查。NMNE、SNE 或长期规范化药物治疗无效的 RNE 需要进行侵入性检查，如压力流率测定、影像尿动力学检查等。

通过压力流率测定可以直接测得充盈期膀胱功能参数比如膀胱容量、膀胱顺应性、DSD、尿道不稳定、逼尿肌无抑制收缩波；排尿期参数尿流率、膀胱内压、PVR 等参数。充盈期膀胱和尿道同步测压有助于发现是否伴有 DO 和尿道不稳定。尿流率下降及 PVR 增多将提示尿道出口梗阻。动态尿动力学监测和夜间睡眠状态下进行尿动力学检查将更接近于生理状态，因而必要时可进行夜间动态尿动力学监测。

通过影像尿动力学检查可直观地观察是否存在逼尿肌 - 括约肌协同失调、VUR 以及膀胱尿道形态等，从而为诊断提供较大的参考意义。

尿动力学检查能发现较为隐匿的病因，不仅对患者能否加用 M 受体阻滞剂等有指导意义，也是判断疗效和随访的重要手段。此外对于不能配合完成排尿日记的患者建议进行尿动力学检查补充诊断依据。

7）心理学评估

遗尿不仅会降低生活质量，不及时治疗还将给患者心理健康带来不利影响，甚至产生精神障碍、情感障碍和社交障碍等。比如相关研究发现 20% ～ 40% 遗尿患者伴随精神或行为异常。如果观察到患者存在逐渐加重的注意力难以集中、学习困难、孤僻、暴力倾向等应及时到精神科就诊，对其进行规范科学的引导及治疗。遗尿患者心理问题的疏导与遗尿的治疗同样重要。

目前对遗尿患儿进行心理评估的量表主要包括艾森克人格问卷（儿童）、儿童气质问卷、儿童自我意识量表、儿童焦虑性情绪障碍筛查表、儿童抑郁障碍自评量表、儿童行为量表、家庭环境量表（中文版）。

艾森克人格问卷能了解测验对象个性为外倾型或内倾型、情绪型或稳定型、精神失调型或精神整合性型，对心理健康的帮助有非常重要的意义。儿童气质问卷由最了解孩子的抚养者根据孩子最近一年的表现来评定，了解孩子的气质。采用 7 点量表进行评分，每个条目是一个陈述句，父母可以根据孩子的气质特点，提出合理的期望、要求，寻求适合孩子天性的个性化教养方式，实施针对性的教育引导。这样做，既有利于完善孩子的性格，促进孩子早期心理健康发育；也有利于年轻父母消除育儿焦虑，树立自信的教养信念，形成融洽亲密的亲子关系。儿童自我意识量表主要用于评价儿童自我意识的状况，分为六个分量表：行为、智力与学校情况、躯体外貌与属性、焦虑、合群、幸福与满足。儿童焦虑性情绪障碍筛查表是一种实用有效的焦虑症状自我评定工具，也可以作为父母用量表，用于评估 6 ～ 18 岁儿童。该表最大的特点是可以把焦虑和抑郁分离开来，避免了焦虑和抑郁的混淆，为临床诊断提供了参考，也可用于在初级卫生保健机构和社区由父母或儿童筛查焦虑障碍。儿童行为量表是心理学家 Achenbach TM 及 Edelbrock C 于 1976 年编制，1983 年修订的父母用儿童行为量表，是一个评定儿童行为、情绪、社会能力的量表。该量表在国际上应用广泛，专门用于检测 4 ～ 18 岁儿童的分裂样、抑郁、不合群、强迫、躯体主诉、社交退缩、多动、攻击性、违纪、行为、情绪等问题。家庭环境量表包括 10 个分量表：亲密度、情感表达、矛盾性、独立性、成功性、知识性、娱乐性、道德宗教观、组织性和控制性。量表的重测信度在不同的分量表中有所不同。亲密度、矛盾性、知识性和组织性 4 个分量表的内部一致性信度较高，成功性、娱乐性和控制性 3 个分量表的一致性信度稍差，独立性、道德宗教观和情感表达 3 个分量表的内部一致性信度很差。可能是因为这些分量表的内容不太适合中国文化，在应用量表做解释时应该慎重。使用量表对学习成绩良好和成绩差的儿童测查发现，高分儿童的家庭气氛更融洽，家庭成员自由表达情感的程度更高，追求成功的动机较强，同时高分儿童家庭冲突较少、彼此攻击和敌视的现象较少。这样的家庭特征有利于培养儿童的学习积极性，提高学习效率。

（张艳平　王庆伟　杨兴欢　王焱　整理）

17. 鉴别诊断要点

PNE 和各种 SNE 在病因和治疗方案上都有明显的区别。因此，对两种遗尿进行鉴别诊断非常重要。下面对 PNE 和各种继发遗尿的鉴别诊断要点介绍如下。

（1）神经源性膀胱

神经源性膀胱（neuropathic bladder，NB）也可出现遗尿的临床表现，临床也有 NB 患者以遗尿为首诊症状就诊。因此，诊治遗尿儿童时需要首先排除 NB 引起的 SNE。NB 是由神经损伤或排尿神经调控机制出现紊乱导致的下尿路功能障碍，又称神经源性下尿路功能障碍（neurogenic lower urinary tract dysfunction，NLNTD）。PNE 和继发于 NB 的遗尿鉴别要点介绍如下。

1）病因鉴别要点

所有可能影响储尿、排尿神经调控的疾病或外伤，都有可能造成膀胱或尿道功能障碍，从而引起 NB。例如中枢神经系统发育不良，脊髓脊膜膨出、椎管狭窄，支配膀胱尿道的神经系统外伤或医源性损伤，引起相关中枢和外周神经损害的肿瘤和炎症等。儿童 NB 主要是由先天性脊柱裂或骶椎发育不良所致。它可引起多种长期并发症，最严重的是上尿路损害和肾衰竭。

2）临床表现鉴别要点

NB 的临床可以表现为非常轻的排尿症状，也可以出现严重的肾功能损害。一般与病因、神经的损害程度和病变时间有关。NB 的典型症状包括 LUTS、膀胱感觉异常。其中 LUTS 又包括储尿期症状、排尿期症状、排尿后症状。储尿期症状包括尿急、尿频、夜尿、尿失禁、遗尿等；遗尿常由神经损害导致的逼尿肌反射亢进和（或）尿道不稳定，或充盈性尿失禁所致。排尿期症状包括排尿困难、膀胱排空不全、尿潴留、尿痛等；排尿后症状包括尿后滴沥等。膀胱感觉异常指患者没有膀胱充盈感及尿意。患者也可有排便异常、下肢畸形、认知障碍等症状。

3）体征

在对 NB 患儿做系统的体格检查时，可以发现以下一种或多种体征。最常见的就是"湿裤"及肛门污染；膀胱排空障碍者，在腹部体检时可发现耻骨上有包块，但导尿后，包块消失；脊膜膨出的患儿，在检查时可发现腰骶部有包块，如行手术修补者，可发现手术瘢痕；也可以进行反射检查，如骶髓反射、提睾反射、球海绵体肌反射；神经病变体征，如脊柱畸形、异常步态、腱反射异常等。

4）并发症

NB 儿童常并发尿路感染、VUR，最终出现肾衰竭。所有上尿路并发症的最终结果是肾功能损害，其中，肾衰竭是一个非常严重的并发症，它是由神经源性膀胱功能不全所导致的迟发性并发症。

5）辅助检查

超声常在 NB 儿童中发现肾积水、膀胱容量、PVR、尿道内口的开闭状态和膀胱壁的厚度等信息。脊柱的 X 线平片可以发现脊柱畸形，如脊柱侧弯及腰骶椎裂。尿动力学检查可以发现 NB 膀胱尿道功能障碍的常见表现，如逼尿肌反射亢进、PVR 增多、膀胱顺应性降低、DSD 和排尿期逼尿肌无收缩等。CT 或 MRI 能显示 NB 密切相关的中枢神经系统病变情况，如脊柱和脊髓损伤程度，以及脊髓发育情况包括脊髓圆锥下移的位置及程度。专门针对下尿路、盆底感觉和运动功能的神经通路的电生理学检查，可评估 NB 患者的膀胱和盆底功能障碍，它可为治疗方案的制定和患者的预后判断提供参考。该检查项目包括尿道括约肌或肛门括约肌肌电图、阴部神经传导速率等。

通过上述 NB 的临床特点和尿动力学检查结果，不难鉴别出继发于 NB 的遗尿患者。PNE 病因不明，病史、体检和尿动力学检查一般无异常发现。继发于 NB 遗尿患者的治疗需要按照 NB 的治疗原则进行治疗。采取正确的治疗措施后遗尿症状就会改善或消失。

（2）膀胱活动低下

根据 ICS 的定义，膀胱活动低下（under active bladder，UAB）是以尿动力学表现为排尿时间延长、PVR 增多、尿等待、排尿流速减慢为典型临床表现的膀胱功能障碍，同时可能伴有膀胱排空不全及膀胱充盈感不足，并严重影响患者的生活质量。DU 为尿动力学诊断术语，被 ICS 定义为膀胱逼尿肌收缩的强度和（或）持续时间不足，导致正常排尿时间段内膀胱排空延迟或不能完全排空。继发于 UAB 的 SNE 临床表现常类似于 NPNE，因此临床需要进行鉴别诊断。二者的鉴别要点如下。

1）病理生理变化的区别

目前 UAB 的病理生理学和发病机制尚不清楚。UAB 病理生理包括平滑肌收缩减弱、外周感觉神经功能障碍、外周副交感神经通路中轴突传导或突触传递缺陷、中枢神经系统兴奋性传递减少和中枢神经系统抑制增强。因此，神经肌肉途径中从输入到输出的任何异常都可能导致 UAB。实际上，非神经和神经机制都可能参与 UAB。引起 UAB 的病因通常分为 3 类：特发性、神经源性或肌源性。

A. 特发性 UAB 指不明原因导致的 UAB。特发性 UAB 患者没有明显的神经病变、功能性或解剖性 BOO 的体征。此外，它们表现为低或甚至没有逼尿肌压力，Qmax 偏低，PVR 增多，甚至出现尿潴留。

B. 神经源性 UAB：UAB 的发生可能是由于膀胱传入通路、膀胱传出通路或腰骶脊髓的损伤。控制排尿过程中的神经出现任何障碍都可能导致膀胱容量敏感性的丧失，逼尿肌收缩强度的降低，甚至排尿反射的提前结束，从而影响排尿过程的效率。

C. 肌源性 UAB：UAB 的肌源性病因学涉及肌细胞或其周围基质正常结构和（或）功能的改变，不仅影响逼尿肌收缩的产生，而且还影响逼尿肌收缩的传递。任何可能改变逼尿肌细胞特性的障碍都可能导致逼尿肌收缩受损，从而导致 UAB 的发生。

PNE 和 UAB 引起的 SNE 在病理生理机制方面显然是不同的。PNE 一般病因不明确，可能与尿控机制发育延迟、夜间多尿、膀胱尿道功能障碍和遗传等有关。尿动力学检查逼尿肌收缩功能一般正常，尿流测定无 PVR 增多的现象。

2）临床表现的区别

UAB 的临床表现为排尿障碍、排尿困难和排空不全感、排尿后 PVR 增加和慢性尿潴留。部分 UAB 患者排尿次数减少，排尿欲望降低，甚至大小便失禁，偶然晚上遗尿。因此，如果患者出现排尿后 PVR 增加，但主诉排尿频率减少而不是尿频，临床医生应警惕可能发生 UAB。此外，与 UAB 相关的慢性尿潴留患者可能会逐渐出现并发症，如充盈性尿失禁、夜间遗尿或罕见排尿。一些患者可能发展为膀胱尿路结石，反复发生尿路感染，甚至肾衰竭。而 PNE 主要表现为晚上遗尿，一般无排尿困难和 PVR 增多等。

3）尿动力学检查

如果病史、体格检查和常规辅助检查不能鉴别诊断，UDS 就成为区别 UAB 和 NPNE 的主要依据。UAB 尿动力学检查主要表现为 DU、PVR 增多等。

总之，UAB 伴有遗尿症状时需要与 PNE 相鉴别。UAB 是主要表现为尿频、排尿费力、尿失禁和遗尿等症状的膀胱功能障碍；而 PNE 主要表现为晚上遗尿，一般无排尿困难和 PVR 增多。UAB 的病因及发病机制尚不明确，尿动力学检查示排尿时间延长、PVR 增多、尿等待、排尿流速减慢等；而 PNE 常无明显的病因，尿动力学检查逼尿肌收缩功能多正常，尿流测定无 PVR 增多的现象。继发于 UAB 的遗尿治疗原则是在积极治疗原发病的基础上分析遗尿原因并进行相关治疗。

（3）后尿道瓣膜

后尿道瓣膜（posterior urethral valves，PUV）是最常见的小儿尿道瓣膜畸形之一。由 Hugh Hampton Youn 于 1919 年肉眼发现并命名，是小儿先天性下尿道梗阻性疾病中最为常见的先天性泌尿系统畸形。许多 PUV 患儿出生后及时进行了 PUV 电切术，解除了下尿路梗阻。但是，部分患者排尿异常的症状会持续存在，尤其是 5 岁以后，如果有晚上遗尿的症状，需要和 PNE 进行鉴别诊断。继发于 PUV 的 SNE 和 PNE 的鉴别诊断要点介绍如下。

1）病因和病理生理变化的区别

PUV 发病原因仍不明确，一般认为是尿生殖窦或中肾管发育异常所致。患儿出生后就表现为 BOO。即使 PUV 切除后，膀胱排尿功能仍不能完全恢复正常。学龄期儿童多因排尿异常就诊。表现为尿线细、排尿费力，有时也表现为尿失禁、遗尿。而 PNE 无尿道梗阻病史，排尿控制发育延迟、遗传、膀胱功能障碍和夜尿增多是其主要原因，白天一般无排尿异常症状。

2）临床表现的区别

PUV 产前即可诊断。产期超声检查若发现双侧肾盂输尿管扩张，伴膀胱扩大，应怀疑 PUV 可能。若同时发现后尿道扩张、膀胱壁增厚，则诊断为 PUV 的可能性增大。若再发现肾脏形态增大、尿路扩张及羊水减少，则基本可以确诊为 PUV。PUV 产后诊断主要依靠新生儿期可表现为排尿费力、排尿滴沥，甚至急性尿潴留，也可因肺发育不良造成呼吸困难、发绀或气胸等。体检可触及胀大的膀胱及积水的肾脏。若在新生儿期未被诊断，至婴儿期可表现为生长发育延迟或尿路败血症。学龄期儿童多因排尿异常就诊，表现为尿线细、排尿费力、尿失禁或遗尿。排泄性膀胱尿道造影可清晰显示尿道结构，是确诊 PUV 的检查方法，可表现为前列腺尿道伸长、扩张，梗阻远端尿道变细，膀胱颈肥厚，膀胱边缘不光滑，有小梁及憩室形成。约 50% 的患儿有不同程度的 VUR。肾脏核素检查可用于评价分肾功能。须严密监测患儿血肌酐、血尿素氮及电解质变化，血肌酐小于 80 μmol/L 常提示预后良好。膀胱镜可直接观察到瓣膜的形态和位置，但属于有创性检查，不作为首选检查方式，在行膀胱镜检查时如发现尿道瓣膜，可直接予以切除。静脉肾盂造影、肾放射性核素扫描、尿动力学检查可评估上尿路情况及膀胱功能，可作为超声、排泄性膀胱尿道造影检查结果的补充，对患儿预后的随访是十分重要的。如果没有及时接受治疗，长期排尿受阻将对患儿的泌尿系统，如肾脏和膀胱，造成严重损害，甚至造成肾衰竭。不接受治疗可能并发感染，严重者造成全身脓毒血症及败血症，危及生命。对于患儿的生长、发育也会产生明显的不良影响。

PNE 无尿路梗阻症状，肾脏功能不受疾病影响，罕见合并泌尿系感染等，其病史和临床表现明显不同，鉴别诊断并不难。鉴别出继发于 PUV 的遗尿后积极治疗 PUV，根据尿动力学检查结果制定精准膀胱功能异常治疗方案，SNE 方可缓解或消失。

（4）输尿管开口异位

输尿管开口异位（ectopic ureteral orifice，EUO）是一种先天性畸形，输尿管没有进入膀胱三角区，而是开口于膀胱之外。男性多开口于后尿道、射精管、精囊等处，女性则可开口于前尿道、阴道、前庭及宫颈等处，女性的发生率为男性的 2 ～ 12 倍。80% 的病例伴有重复肾和双输尿管畸形。临床表现除了正常排尿外，同时存在尿失禁包括遗尿症状。有患者以遗尿就诊。

1）病因鉴别要点

由于输尿管开口异位主要是在胚胎期由胚胎发育异常所致，所以凡是可以引起胚胎发育异常的因素均可以导致输尿管开口异位。在胚胎时期，中肾管发出副输尿管芽，与正常输尿管芽并列上升，不仅形成双输尿管畸形，而且因为中肾管下部形成膀胱的一部分及衍变为男性的尿道、精囊、射精管，女性的部分尿道、前庭、阴道、子宫等处，所以重复输尿管就易开口于该部位。男性的前尿道是由泌尿生殖窦发育成的，故男性异位输尿管不会开口于尿道外括约肌远侧，因此无滴尿；而女性的尿道主要由泄殖腔腹部下端形成，因此，女性异位输尿管可开口于随意括约肌的远侧引起滴尿。PNE 无输尿管异常情况。

2）临床表现鉴别要点

输尿管开口异位主要表现为有正常排尿的同时存在持续性尿失禁。男性输尿管口异位大多在外括约肌以上，临床症状少见，少数患者表现为尿失禁。发生尿路感染时，会有尿频、尿急、尿痛等不适。女性则主要表现为有正常排尿的同时持续性尿失禁和尿路感染，外阴部常有皮肤湿疹、糜烂。由于患者晚上睡眠中异位输尿管仍持续漏尿，表现出"遗尿"的症状。而 PNE 仅表现为晚上睡眠中尿失禁，白天正常排尿的同时无尿失禁症状。仔细询问病史，不难对二者进行鉴别诊断。

3）体征

先仔细观察尿道周围，EUO 患者大多能见到尿道口与阴道口间有针眼状小孔，尿液呈水珠状不断从该小孔滴出。部分输尿管开口异位于阴道内的，可见有尿液不断从阴道口流出；部分开口于尿道内的，尿液不断从尿道口滴出，应与神经源性尿失禁相鉴别。

4）并发症

EUO 常合并其他畸形，如重复肾、双输尿管等。部分患者由于出现输尿管梗阻，可引发肾积水，严重时会损害肾功能。

5）辅助检查

静脉尿路造影可了解输尿管开口异位的类型及开口的位置、输尿管开口异位的相应重复肾上肾部的发育及积水情况，还可了解并发重复肾、双输尿管情况，超声等影像检查常可见膀胱后扩张的输尿管并上溯到积水的肾或重复肾，CT 可了解患肾的大小、形态、肾皮质厚度。膀胱美兰试验能帮助区别是真性尿失禁还是 EUO 的漏尿。

通过上述 EUO 的临床特点和辅助检查结果，不难鉴别出继发于 EUO 的遗尿患者。PNE 病因不明，病史、体检和尿动力学检查一般无异常发现。继发于 EUO 的遗尿患者的治疗需要按照 EUO 的治疗原则进行治疗。采取正确的治疗措施后遗尿症状就会改善或消失。

（5）夜尿症

ICS 将"夜尿症（nocturia）"定义为"个人必须在夜间醒来排尿一次或多次，并影响第二天正常学习和工作"。夜尿每次排尿之前和之后都会有睡眠。不包括睡觉前的最后一次排尿和晨起的第一次排尿。夜尿症和遗尿症均为夜间排尿异常，因此临床需要进行鉴别诊断。二者的鉴别要点如下。

1）流行病学的区别

夜尿症多见于中老年人，而遗尿症多见于儿童。夜尿症的患病率随着年龄的增加而增加，而遗尿症的发病率随年龄增长而下降，有自愈的趋势。

2）病因及病理生理变化的区别

夜尿症是一种多因素疾病，其病理生理机制复杂，主要包括以下两个方面。

A. 与泌尿系统相关的因素：① 24 h 多尿：多由器质性疾病和一些药物引起，常见原因为糖尿病、尿崩症、原发性烦渴和高钙血症，一些甲状腺素、皮质醇和抗抑郁药也可引起多尿；②夜间多尿：常见的有低蛋白血症、日间液体摄入过多、充血性心力衰竭、肾脏病、神经系统功能疾病；③膀胱容量减小：任何引起膀胱容量减小的疾病都可引起夜尿症，膀胱过度活动、间质性膀胱炎、NB和良性前列腺增生引起的有效膀胱容量减小；④混合性尿失禁：表现为夜尿增多和膀胱容量减小同时存在。

B. 与泌尿系统以外相关的因素：①睡眠障碍或紊乱：睡眠障碍是因，夜尿症是果，睡眠障碍引起了夜尿症。②遗传：有研究发现遗传可能成为发生夜尿症的一个因素，在这个研究中作者发现在所研究的 LUTS 中夜尿症的遗传因素相对较强。

PNE 和夜尿症引起的 SNE 在病理生理机制方面显然是不同的。PNE 一般病因不明确，可能与尿控机制发育延迟、觉醒障碍、膀胱尿道功能障碍和遗传等有关。

3）临床表现的区别

夜尿症的临床表现主要为夜间睡眠过程中一次或多次醒来排尿，每次排尿之前和之后都会有睡眠，因此会严重影响睡眠；而遗尿症的主要临床表现是夜间睡眠过程中间断性发生尿失禁，是一种特殊类型的尿失禁，只发生于睡眠中，患者多出现觉醒障碍。

总之，夜尿症和遗尿症均为夜间排尿异常。二者发病都可能与中枢神经系统疾病、膀胱尿道功能障碍和肾性多尿有关。通过上述夜尿症的临床特点等，可以做出鉴别。夜尿症多见于成年人，而遗尿症多见于儿童。夜尿症发生率和夜尿次数随年龄增长而增加，而遗尿症随着年龄增长而减少。夜尿症不是尿失禁，严重影响睡眠，而遗尿症是一种睡眠中的尿失禁，对睡眠的影响较轻。继发于夜尿症的遗尿治疗原则是在积极治疗原发病的基础上分析遗尿原因并进行相关治疗，采取正确的治疗措施后遗尿症状就会改善或消失。

（6）膀胱过度活动症

OAB 在临床多见，是一种以尿急为主要特征的临床综合征，常伴尿频和遗尿症状，可伴或不伴急迫性尿失禁，不包括急性尿路感染或其他形式的膀胱尿道局部病变所致的症状。考虑到 OAB 患儿有时存在遗尿症状，鉴别 OAB 和 NMNE 或了解二者是否共存很有必要。

1）病因鉴别要点

原发性 OAB 的病因尚不十分明确，目前认为可能与下列异常有关。

A. 如膀胱不稳定或逼尿肌不稳定、小容量膀胱等。部分 OAB 的患儿在尿动力学检查中被发现存在充盈期 DO，因此，OAB 曾被称为膀胱不稳定收缩，认为其是由膀胱不稳定收缩引起。

B.URI 及 DSD。膀胱尿道同步测压可以判断 OAB 是由单纯的膀胱功能异常引起还是膀胱和尿道协同失调或 URI 所致。

C. 膀胱感觉过度敏感，常与膀胱黏膜及神经感觉过敏有关，且未发现明确病因。

D. 盆底肌功能异常，如盆底功能减弱等。

E. 其他发病相关因素，如肥胖、原发性夜间遗尿症、便秘、婴幼儿期如厕训练延迟、尿不湿过度依赖、膀胱直肠功能障碍、激素代谢失调，以及精神心理因素等。

遗尿症病因复杂，主要病因包括：①夜尿增多；②膀胱和尿道功能异常；③排尿控制机制发育延迟；④家族史等。其他相关因素有 SBO、膀胱功能障碍和觉醒障碍、家庭环境因素、精神心理因素、排尿控制神经异常、尿道异常、泌尿系感染、呼吸睡眠暂停、打鼾、高钙血症及夜间 ADH 分泌不足等。

2）诊断与治疗鉴别要点

OAB 常需要进行的检查如下。

A. 排尿日记诊断儿童膀胱过度活动。

排尿日记指一定时间内（至少 24 h）采用特定的表格连续记录自然状态下每次排尿时间、尿量、尿失禁时间及饮水次数、时间和饮水量等参数。排尿日记应在侵入性尿动力学检查前进行。排尿日记简单无创，可以作为最初评估 OAB 的工具。

B. UFM 及 PVR 测定。

UFM 指利用尿流计测定并记录尿流速度、排尿量和排尿时间。联合 PVR 测定能更好地判断膀胱排尿的功能。

C. 膀胱压力容积 - 压力流率联合测定。

膀胱压力容积 - 压力流率联合测定指充盈期膀胱压力容积测定及排尿期压力流率测定的结合。其可用于评价膀胱贮尿功能、排尿时逼尿肌的稳定性及收缩功能等。

D. 同步膀胱尿道测压。

OAB 除了与逼尿肌功能异常有关外，也可由尿道不稳定诱发。同步膀胱尿道测压可直接记录尿道压力变化，能更好地反映尿道的实际情况。同步膀胱尿道测压能够提高 OAB 的病因学诊断准确率。

E. VUDS 检查。

影像尿动力学检查指以造影剂作为膀胱充盈剂，并在 X 线或 B 超监视下进行的尿动力学检查。VUDS 检查的优点在于能直接观察膀胱和尿道功能活动、膀胱颈口位置及有无 VUR 现象。VUDS 检查不但能了解逼尿肌是否稳定和有无 BOO，还能通过同步影像的变化了解 BOO 的解剖形态。

遗尿症的诊断主要依靠详细的病史、体格检查和简单的实验室及影像学检查，一般不需要复杂的辅助检查。只有 RNE 常需要辅助复杂的尿动力学检查和 MRI 等检查。当二者发现存在相同的膀胱尿道功能问题时，针对膀胱尿道功能的异常其治疗用药类似，都需要使用抗胆碱能药物。但是，遗尿膀胱抗胆碱能药物的使用一般在晚饭后，而 OAB 的用药一般是在白天。

（7）膀胱直肠功能障碍

膀胱直肠功能障碍（bladder and bowel dysfunction，BBD）指不明原因引起排便和排尿功能障碍的一种排泄功能异常，包括排泄功能不良综合征和膀胱肠道综合征等。常见于进行排尿训练前解剖和神经系统正常儿童。BBD 有时存在遗尿症状，因此临床需要鉴别诊断，二者的鉴别要点如下。

1）病因和病理生理变化的区别

目前 BBD 病因尚不清楚，BBD 中排尿异常包括膀胱过度活动症状[尿频、尿急和（或）急迫性尿失禁等]、排尿延缓、UAB症状（增加腹压来启动、维持和完成排尿）、阴道反流（阴道排尿时由阴唇粘连、不正确排尿姿势、尿道畸形等所致，其特点是正常尿道排尿后又有少量排尿）、咯咯笑尿失禁（多见于女孩，特点是大笑时或大笑之后出现完全排尿）。该类患儿在突然尿失禁时，常有特殊控制动作，男性患儿常会用手抓住阴茎，女性患儿常会单腿下蹲，使脚后跟抵住会阴部。新生儿期后肠道功能紊乱最常见原因是功能性便秘（functional constipation，FC），其可能的病理生理是长期排便延迟造成肠道内大的粪便团块，从而造成排便困难，患儿因此总是哭闹，用手抓肛门，致肛门括约肌和臀肌反射性收缩，括约肌和臀肌收缩排便也会造成排便的延迟，如此恶性循环，大便堆积继发性直肠扩张，导致直肠敏感性降低，粪便溢出导致大便失禁。

PNE 和 BBD 引起的 SNE 在病理生理机制方面显然是不同的。PNE 一般病因不明确，可能与尿控机制发育延迟、夜间多尿、膀胱尿道功能障碍和遗传等有关，一般无排便异常相关因素。

2）临床表现鉴别要点

BBD 的儿童一般有白天排尿排便异常，尿路异常如尿频、尿急、尿等待、尿失禁、腹痛、非发热性尿路感染、夜遗尿等，肠道异常如排便习惯改变、便秘、大便失禁、肛门撕裂或瘙痒、便血、排便疼痛或费力等。而 PNE 主要表现为晚上遗尿，一般没有排便异常的症状，仔细询问病史，不难对二者鉴别诊断。

3）体格检查鉴别要点

要对患儿进行详细的体格检查，特别要关注腹部触诊、肛门检查、肛门指诊和神经检查，包括肛周感觉，查看有无异常；另外要检查患儿的后背和脊柱，有无凹陷、毛发等，排除神经病变，脊柱裂或 SBO；检查生殖器有无发育异常。

4）辅助检查鉴别要点

B 超可测量 PVR，同时可测量膀胱解剖结构和直肠直径，是简单、可靠检测粪便量的手段。将 B 超与尿动力学检查结合能提供关于膀胱功能的更多详细信息，与单独测定尿流率相比更能全面评价下尿路功能。对于比较复杂、不易诊断的患儿，如反复出现异常尿流率、无法解释的 PVR 增多、小容量膀胱、膀胱解剖学上可疑梗阻史等，可考虑行膀胱压力测定或 VUDS 检查。其他检查手段有膀胱镜检查，可了解尿道是否有尿道瓣膜等异常；腰骶部 X 线平片或

MRI 检查，了解有无隐匿性脊柱裂；结肠传输时间试验和肛管直肠测压技术等，了解直肠功能。

总之，BBD 伴有遗尿症状时需要区别是 BBD 伴发症状还是 NMNE。通过上述 BBD 的临床特点和辅助检查结果，不难鉴别出继发于 BBD 的遗尿患者。后者自幼遗尿，遗尿是主要痛苦，一般没有排便异常的症状；而前者以白天排尿异常和排便异常症状为主。继发于 BBD 的遗尿患者的治疗需要按照 BBD 的治疗原则进行。采取正确的治疗措施后遗尿症状就会改善或消失。

（刘亚凯　王焱　王颂扬　司峰　陆伟　整理）

参考文献

[1] 中华医学会小儿外科学分会小儿尿动力和盆底学组，中华医学会小儿外科学分会泌尿外科学组 . 儿童膀胱过度活动症诊断和治疗中国专家共识 . 中华医学杂志，2021，101（40）：3278-3286.

[2] 文建国，蒲青崧 . 青少年顽固性遗尿症的病因学及治疗研究进展 . 大理大学学报，2019，4（10）：7-11.

[3] 贾智明，文建国，朱文，等 . 动态尿动力学和常规尿动力学检查评估难治性单症状性夜遗尿症的对比 . 中华医学杂志，2021，101（2）：142-146.

[4] 文建国，翟荣群 . 遗尿症的诊断和治疗 . 临床外科杂志，2016，24（2）：98-101.

[5] 花朝阳，文建国 . 儿童膀胱过度活动症诊断方法研究进展 . 中华实用儿科临床杂志，2017，32（11）：872-874.

[6] 文建国，李云龙，袁继炎，等 . 小儿神经源性膀胱诊断和治疗指南 . 中华小

儿外科杂志，2015，36（3）：163-169.

[7] 杨兴欢，陈燕，蒲青崧，等 . 儿童神经源性膀胱患者上尿路受损的危险因素及其预测价值研究 . 临床小儿外科杂志，2021，20（11）：1005-1011.

[8] 中华医学会小儿外科学分会小儿尿动力和盆底学组和泌尿外科学组 . 儿童遗尿症诊断和治疗中国专家共识 . 中华医学杂志，2019，99（21）：1615-1620.

[9] 廖利民 . 膀胱活动低下症的研究现状与进展 . 临床泌尿外科杂志，2018，33（1）：1-6.

[10] 张艳平，王庆伟，窦启锋，等 . 夜尿症和遗尿症的研究进展 . 中华医学杂志，2019，99（30）：2393-2396.

[11] 李源，文建国，王庆伟，等 . 瓣膜膀胱综合征尿动力学研究 . 中华小儿外科杂志，2005，26（4）：192-194.

[12] 文建国 . 男性左输尿管异位开口至漏尿合并泌尿系多发畸形 1 例 . 中原医刊，2002，29（8）：65.

[13] 夜尿症临床诊疗中国专家共识编写组 . 夜尿症临床诊疗中国专家共识 . 中华泌尿外科杂志，2018，39（8）：561-564.

[14] 王庆伟，文建国 . 儿童夜间遗尿症流行病学调查及致病因素研究进展 . 中华小儿外科杂志，2008，29（10）：630-633.

[15] 刘欣健，贾智明，文建国 . 儿童原发性遗尿发病机制的研究进展 . 临床小儿外科杂志，2018，17（3）：231-235.

[16] 文一博，汪玺正，王一鹤，等 . 郑州市 6165 名 5 ～ 11 岁儿童夜间遗尿症的现状调查 . 临床小儿外科杂志，2017，16（6）：559-563.

[17] 张振威 .14000 名青年人群夜尿症患病率及危险因素调查 . 新乡医学院，2021.

[18] 宋晓东，文建国 . 小儿膀胱直肠功能障碍病因及诊断与治疗 . 中国实用儿科杂志，2015，30（4）：266-268.

[19] NEVEUS T，FONSECA E，FRANCO I，et al. Management and treatment of nocturnal enuresis-an updated standardization document from the International Children's Continence Society.JPediatrUrol，2020，16（1）：10-19.

[20] AUSTIN P F, BAUER S B, BOWER W, et al.The standardization of terminology of lower urinary tract function in children and adolescents: update report from the standardization committee of the international children's continence society. NeurourolUrodyn, 2016, 35（4）: 471-481.

[21] YOHANNES P, HANNA M.Current trends in the management of posterior urethral valves in the pediatric population.Urology, 2002, 60（6）: 947-953.

遗尿的主要治疗方法

18. 排尿基础治疗

NE 治疗原则为重视排尿基础治疗，依据病因和临床分型选择警铃（叫醒）和药物疗法。基础治疗贯穿治疗的全过程，主要包括作息饮食调节、行为治疗、觉醒训练与心理治疗。药物治疗包括 DDAVP、M 受体阻滞剂等。夜间多尿型选择 DDAVP 治疗；膀胱功能异常型则可能对 DDAVP 治疗抵抗，而对警铃疗法更敏感，可联合 M 受体阻滞剂；针对混合型患儿，可选择 DDAVP 联合警铃疗法，或联合 M 受体阻滞剂等；尿道功能异常（尿道不稳定、逼尿肌 – 括约肌协同失调）则选择生物反馈和括约肌（会阴部）电刺激疗法；其他型（膀胱容量和夜间尿量均正常）患儿则给予警铃疗法或 DDAVP 治疗；伴有晚上觉醒障碍者睡前口服健脑素或健瑙素（盐酸甲氯芬酯胶囊）。

（1）作息饮食调节

作息饮食调节主要是指帮助家庭制定规律作息时间；患儿白天正常饮水，避免食用含茶碱、咖啡因的食物或饮料；晚餐定时宜早，且宜清淡，少盐少油，不宜进食西瓜、西红柿、绿豆及薏米等利尿食物，晚餐后若无体育锻炼或社会活动应减少液体摄入，饭后不宜剧烈活动或过度兴奋；保持良好的作息习惯，睡前排空膀胱，睡前 2 ～ 3 h 应不再进食和大量饮水；保证充足的睡眠时间和良好的睡眠质量；鼓励患儿多食用富含纤维素的食物，如蔬菜、香蕉等，每日定时排便，避免食用易使大便干结的食物，对有慢性便秘疾病史的患儿应积极治疗便秘；培养良好的卫生饮食习惯，注意保暖，避免受凉，去除局部刺激因素。

（2）行为和心理治疗

行为治疗主要指养成日间规律排尿、睡前排尿的良好习惯，包括膀胱训练和警铃疗法。

1）膀胱训练

包括膀胱扩张法和盆底肌锻炼法，即鼓励患儿白天多饮水，有尿意时适当憋尿 10 ～ 30 分钟，尽量延长 2 次排尿之间的时间间隔，通过记录排尿时间和排尿量，以此扩大膀胱容量；同时鼓励患儿多做提肛运动或在排尿过程中中断 1 ～ 10 s 后再把尿排尽，以提高盆底肌的收缩能力。

2）遗尿警铃

遗尿报警器疗法可作为遗尿的一线治疗方案，是治疗唤醒困难的最佳形式，但对患儿和家属的治疗依从性要求较高，推荐应用于治疗意愿强烈、每周尿床≥2次、膀胱容量小但夜间尿量正常的患儿。遗尿报警器包括水分感应器和报警盒两个组成部分，将水分感应器安放在靠近尿道口的地方（内裤上或尿不湿上），当遗尿发生有少许尿液漏出时即可同步发出声响或震动的警示，从而唤醒患儿感受尿意起床排尿。如果尿床开始的时候儿童不能被铃声或震动唤醒，则需要儿童的监护人将其唤醒；使其在清醒的状态下排尿，由此逐渐建立起患儿膀胱充盈和大脑觉醒之间的联系，渐渐地患儿膀胱充盈到一定程度时可以自行觉醒。遗尿警铃需要连续使用2～4个月或使用到连续14天不尿床。通常使用8～10周起效，治愈率为30%～87%，复发率为4%～55%。

遗尿警铃不适用于以下情况：①患儿每周尿床<2次；②患儿或家长不太愿意使用NE警铃；③患儿家长期望得到快速有效的治疗；④患儿家长对尿床持消极态度或责备患儿。首次进行治疗的儿童不建议遗尿警铃和去氨加压素同时使用；过去使用遗尿警铃治疗后复发并不影响再次警铃治疗的效果；反复使用的遗尿警铃通常不需要消毒。遗尿警铃与奖赏机制联合应用可增强治疗效果。其作用机制可能是由强化膀胱充盈的刺激引起觉醒，从而加速正常排尿反射形成，有研究发现遗尿患者应用遗尿报警器治疗后，前脉冲抑制水平由20%增至46%，每周尿床次数平均由7次降至2次。这提示遗尿报警器治疗可能参与相关神经反射从而抑制膀胱活动。提示报警器治疗遗尿预后良好的因素包括：家庭和谐、不伴有情感和行为障碍、膀胱容积较小、频繁尿床（每周尿床≥4次），尤其适于年龄较大、治疗愿望强烈、行为治疗失败患儿。有文献报道冬季与报

警器治疗失败相关，夏季治疗效果更为理想。

一项研究回顾分析了总样本量为 3257 例儿童（其中 2412 例使用报警器疗法）的 56 项随机对照试验，治疗时程各异，其中 16 项试验的治疗时程为 2 ~ 8 周，22 项试验的治疗时程超过 12 周，发现如下：①报警器治疗组对比未治疗组：大约 2/3 报警器治疗组患儿达到了夜间干燥，报警器治疗终止后大约 50% 治疗失败或复发，而对照组患儿几乎均仍夜间遗尿；②报警器治疗组对比安慰剂对照组：前者在治疗期间和治疗后更能减少遗尿发生；③报警器治疗组对比去氨加压素治疗组：尽管在整个治疗过程中二者疗效似乎没有区别，但去氨加压素起效更快，报警器治疗复发率更低；④报警器治疗组对比三环类抗抑郁药治疗组：治疗过程中报警器与三环类抗抑郁药的疗效并无明显区别，但是报警器疗法复发率更低；⑤报警器疗法联合去氨加压素治疗：单独采用报警器疗法和报警器疗法联合去氨加压素相比，二者在治疗成功率方面并无差异。另外，研究发现不同类型报警器的治疗效果并无明显差异，包括闹铃。警铃治疗后应进行强化训练（如睡前多喝水以增加膀胱逼尿肌的张力），在停止使用之前应隔天使用 NE 警铃间断强化。警铃是目前治疗 NE 长期疗效最好、复发率最低的方法。将警铃治疗、奖励强化、膀胱训练、心理治疗作为一个治疗整体，其疗效略优于单独使用警铃治疗，并可降低复发率。随着科学技术进步，市面上出现大量无线尿湿报警器，有圆点款式和传感条款式等多种类型，价格便宜，实现了无线无绳轻松自如应用报警器（图 16）。

遗尿报警器

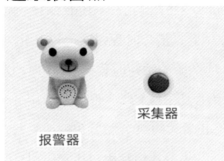

采集器

报警器

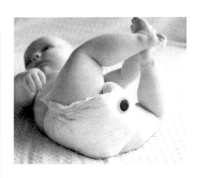

内裤这样用

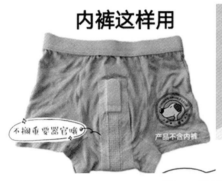

不搁重要器官嗨

产品不含内裤

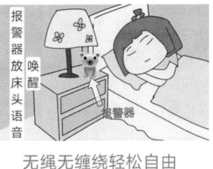

报警器放床头语音

唤醒

报警器

无绳无缠绕轻松自由

图 16　遗尿报警器

3）觉醒训练

觉醒训练主要是指当在膀胱充盈至即将排尿时将其从睡眠中完全唤醒至清醒状态排尿。将小孩从睡眠中唤醒排尿是防治遗尿的有效方法，可根据遗尿发生的时间规律及时唤醒患儿使其在清醒的状态下排尿，由此逐渐建立起患儿膀胱扩张和大脑觉醒之间的联系，渐渐地患儿膀胱扩张到一定程度时就可以自行觉醒。需要注意的是，夜间不要随意唤醒患儿起床排尿，要逐渐摸清患儿夜间排尿规律，在膀胱胀满时唤醒患儿排尿。排尿时，应将患儿唤醒至清醒状态下，在卫生间排尿。如果患儿被唤醒后意识仍然不清醒，家长可以使用沾有温水的毛巾擦拭患儿额头，待其清醒后再去排尿。此方法和对照组相比可显著减少遗尿频率，降低复发率。

4）心理治疗

心理治疗是指强调家庭需认识到夜间尿床不是孩子的错，避免指责患儿，要鼓励其正常学习和生活。同时，在医师和家长帮助下使其树立治疗信心，减轻心理负担，积极参与治疗。有研究报道，惩罚患儿会对治疗产生负效果。确诊遗尿后，首先需告知患儿及家属遗尿的可能病因，并进行思想教育和心理安慰，使其树立可以治愈遗尿的信心。同时遗尿患儿应避免过度疲劳及精神紧张，临睡前不宜剧烈活动及过度兴奋。在患儿尿床后，切忌批评责骂，而应设法减轻患儿的心理负担，鼓励患儿消除羞愧、紧张情绪，建立战胜疾病的信心；若孩子未尿床，则予以言语赞扬或物质奖励。如发现患儿伴有心理行为障碍如多动症，应同时给予积极治疗。心理治疗可提高治疗依从性，最好配合其他治疗同时进行。

（喻佳婷　文一博　整理）

19. 药物治疗

（1）常用药物

目前临床上用于治疗 PNE 的药物有以下几种：①醋酸去氨加压素（desmopressin acetate，DDAVP）；②抗胆碱能药物；③盐酸甲氯芬酯；④丙咪嗪；⑤其他药物。

适应证：DDAVP 是 ICCS 推荐的一线治疗药物，排尿日记显示夜间多尿是使用 DDAVP 的指征。M 受体阻滞剂适用于 DDAVP 治疗无效，排尿日记提示膀胱容量小或尿动力学检查提示有 DO 患儿。盐酸甲氯芬酯适用于伴有夜间唤醒困难的 NE 患儿。丙咪嗪（imipramine）用于对警铃、DDAVP 和 M 受体阻滞剂治疗均无效的大龄 NE 患儿。

常用药物使用方法如下。

1）去氨加压素

药物一般在临睡前 1 ～ 2 h 服用，DDAVP 一般用于 6 岁或以上患者，初次治疗的疗程至少要 4 周以保证其抗利尿作用，如果治疗有效，则需要继续治疗至 3 个月。如果治疗过程中排尿日记显示夜间尿量没有较治疗前减少，则需要增加去氨加压素的剂量。但去氨加压素疗效和剂量呈正相关的循证医学证据尚不充分，为减少不良反应发生，应使用去氨加压素最低有效剂量。如按照初始剂量治疗 1 ～ 2 周后患儿仍遗尿，可考虑增加剂量；治疗 4 周后评价药物治疗效果，如存在改善迹象，可继续治疗 3 个月；如无改善迹象，考虑停止用药。治疗改善迹象包括：①遗尿量减少；②每夜遗尿次数减少；③遗尿频率减少。关于停药时逐步减量是否降低复发率，目前尚存在争议。一项对照试验表明，去氨加压素治疗后 35% 的患者尿液次数减少 50% 以上，而安慰剂组仅 10%。每晚 ≥ 3 次夜尿症患者，夜间尿量由（955 ± 255）mL（治疗前）减少为（522 ± 210）mL（治疗后）。夜间排尿次数由（5.20 ± 1.16）次减少至（2.24 ± 1.12）次。DDAVP 为 ADH 类似物，主要通过肾脏对水重吸收增加，并调

节肾脏离子分泌如 Na^+、K^+ 和 Ca^{2+} 等，从而减少尿液量。还可通过排尿中枢调节膀胱自发性收缩活动，改善患儿觉醒障碍，使其对夜间膀胱达到完全充盈时能够觉醒。DDAVP 口服片剂用药（停药）方案见图 17。

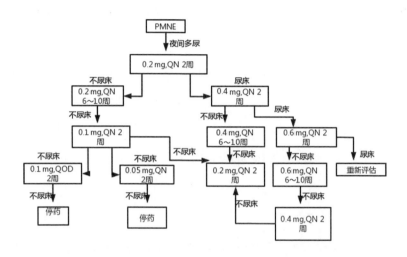

任何一级减药后若尿床症状复发则需返回到上一级治疗方案；PMNE：原发单症状性夜间遗尿；QN:每晚一次；QOD：每两天晚上1次。

图 17　DDAVP 适用剂量及剂量调整流程

　　DDAVP 是一种垂体后叶加压素或抗利尿剂的类似物，它能拮抗尿液的产生从而使膀胱保持一个安全容量，大约有 1/3 患儿服用该药物疗效好，1/3 患儿疗效差，1/3 患儿介于两者之间。DDAVP 不会引起严重生命危险，不良反应也很少，患儿可以长期使用，医生和家长都需要了解的是，它唯一的禁忌证是顽固性口渴，唯一的风险是它与摄入过度的液体结合而引起机体的水中毒及低钠血症，这在白天排尿量正常而夜间遗尿的患儿中的发生率是最高的。

DDAVP 通常在睡前 1 小时服用，最常见的形式是口服片剂或速溶的冻剂，因为药物代谢及家长们偏爱的缘故，后者往往更容易被优先选择，但在美国等很多国家并没有得到证实。标准用药剂量片剂 0.2 ～ 0.2 mg、冻剂 120 ～ 140 μg，如果治疗效果好，医生可以选择一开始使用充足的剂量，一周后慢慢减量或者从一开始慢慢增加剂量，直到充足的剂量，不论选择哪种治疗方案，结果都是立竿见影的，然而对于治疗超过 1 ～ 2 周还没有效果的患儿，没有证据表明需要延长治疗时间。在不摄入过量液体的前提下，各种治疗方案都可以采取，安全指导下是睡前 1 小时饮水不超 200 mL，并且夜间不再饮水。如果患儿是因为运动出汗而去喝水解渴，可以正常服用 DDAVP。

2）抗胆碱能药物

常用的抗胆碱能药物有托特罗定、奥昔布宁和消旋山莨菪碱等。抗胆碱能药物一般被视为二线抗遗尿治疗药物，通常与去氨加压素联合使用（证据级别Ⅰb）。其基本原理为：DO 是遗尿的关键发病机制，特别是在去氨加压素治疗对 NMNE 或遗尿无反应。此外，现在有一些随机对照研究证据表明抗胆碱能药物对遗尿有效，至少可以作为去氨加压素的附加物。这些药物没有严重的风险，许多经常在成人身上看到的不良反应在儿童身上很少见。药物在晚上睡前 1 小时服用，并应在较低间隔时间开始剂量，即使有良好的疗效，也可能不会立即显现，因此治疗需在 1 ～ 2 个月后进行评估。如果既往有尿路感染史，或由于伴随日间尿失禁，每天给药两次。目前没有足够的证据来表明联合治疗是先添加抗胆碱能的剂量还是先添加去氨加压素，所以这必须根据个人情况来决定。另一种策略是开始采用联合治疗，然后尝试停用去氨加压素。如果达到了令人满意的效果，并且孩子在夜间没有出现遗尿，那么应指示家庭定期尝试，大约每 3 个月逐渐停止用药。在抗胆碱能治疗遗尿过程中，评估遗尿后 PVR 积累的风险很重要。我们建议每名儿童在服药后 2 周复查 PVR，以后 1 ~ 2 个月检测一次 PVR。如果最初治疗反应良好，但如果出现夜间遗尿而后出现便秘应怀疑存在尿路感染。患有 UTI 的儿童在接受抗胆碱能治疗时，应检查是否有残余尿液，药物应暂时停用，待便秘好转后，重新使用药物可以使患儿夜间保持干燥。

此类药物常见不良反应有便秘（这可能反过来影响下尿路功能）、PVR 增多（有尿路感染的风险）和口干（可能导致龋齿）、视力模糊、头痛、恶心、胃肠不适等。所有的不良反应随着药物的停止而消失。虽然有几种抗胆碱能药物可用，但首选是奥昔布宁。在已有的治疗模式中没有单独使用抗胆碱药治疗遗尿的记载。网络荟萃分析的结果也没有显示奥昔布宁本身治疗遗尿非常有效，因此不宜单独使用治疗尿床。去氨加压素和抗胆碱能药物联合使用可能是一种有效的干预措施。因此，对单独使用去氨加压素无反应或部分反应的患者，联合使用抗胆碱能药物被列为一种可能的治疗方法。一项去氨加压素联合抗胆碱能药物治疗遗尿的 Meta 分析发现，联合用药 1 个月后的治愈率是单独用药的 2.29 倍、联合用药 3 个月后的治愈率是单独用药的 1.69 倍、联合用药 1 个月后的有效率是单独用药的 1.28 倍。抗胆碱能用药剂量见表 6。

中国医学临床百家

表6　常用抗胆碱药物及其指导剂量

药物	指导剂量
奥昔布宁	2.5～5 mg
托特罗定	2～4 mg
非诺特罗	4～8 mg
索利那新	5～10 mg

注：上述药物均在睡前1h服用；托特罗定、非诺特罗、索利那新没有证实作为儿童标准治疗。

山莨菪碱也是常用的抗胆碱能药物，可用于治疗NMNE的辅助治疗。山莨菪碱（anisodamine）是我国特产茄科植物山莨菪中提取的一种生物碱，常简称"654"，其天然品为"654-1"。用人工合成方法制得的产品为"654-2"。山莨菪碱有明显的外周抗胆碱作用，能对抗乙酰胆碱引起的肠及膀胱平滑肌收缩和血压下降，并能使肠张力降低，作用强度与阿托品近似。其抑制唾液分泌的作用是阿托品的1/20～1/10。山莨菪碱口服吸收较差，口服30 mg后组织内药物浓度与肌内注射10 mg者相近，半衰期约40 min，注射后很快从尿中排出，无蓄积作用，其排泄比阿托品快。该药的适应证和药物用法用量：①单纯白天尿频、尿急伴或不伴尿失禁，早饭后口服5～10 mg，每天1次；②晚上遗尿（尿床）不伴白天尿频、尿急等排尿异常症状，则晚饭后口服5～10 mg，每天1次；③晚上遗尿（尿床）伴有白天尿频、尿急等排尿异常症状，则早晚饭后各口服5～10 mg/次。禁忌证有：①颅内压增高、脑出血急性期患者；②青光眼患者；③新鲜眼底出血者；④恶性肿瘤患者。

常见的不良反应与阿托品相似，但毒性较低。可有口干、面红、心率增快、轻度扩瞳、视近物模糊等。个别患者有心率加快及排尿困难等，多在 1 ～ 3 h 内消失。用量过大时亦有阿托品样中毒症状，可用新斯的明或氢溴酸加兰他敏解除症状。但山莨菪碱排泄快（半衰期为 40 min），无蓄积作用，对肝肾无损害。

注意事项：①本药物起始剂量比较小，一般 3 ～ 7 岁儿童每天用 5 mg，7 岁以上每天 10 mg，药物无效者可以适当增加剂量。②该药物抑制逼尿肌收缩，有时可引起排尿困难或 PVR 增多。因此服药 3 天后 B 超复查 PVR 是否增多，如果增多，药物减量或停药。③口服药物后，出现轻微的口干、面红、心率增快不影响继续用药。若口干明显时可口含酸梅或维生素 C，症状即可缓解。④用量过大时会出现阿托品样中毒症状，可用新斯的明或氢溴酸加兰他敏解除症状。⑤出现任何不良反应都要及时联系医生处理。药物相互作用包括：①山莨菪碱可抑制胃肠道蠕动，使维生素 B_2 在吸收部位的滞留时间延长，吸收增加；②山莨菪碱与其他抗胆碱药合用可能引起抗胆碱作用相加，增加不良反应，合用时可减少用量。

3）盐酸甲氯芬酯

盐酸甲氯芬酯又称氯酯醒、遗尿丁（centrophenoxine），治疗剂量为 100 mg，睡前 0.5 h 口服。盐酸甲氯芬酯能促进脑细胞的氧化还原代谢，增加对糖类的利用，清除体内多余氧自由基，起到引起觉醒、振奋精神、兴奋呼吸等作用。此外，盐酸甲氯芬酯可明显增加大脑皮层、丘脑、基底节、脑干等脑区的供血，激活脑干上行性网状结构系统功能，增加网状结构的单位放电量，有效提高大脑皮层对排尿反射的敏感性，甲氯芬酯还有利于患者智力的发育。甲氯芬酯、奥昔布宁联合心理治疗和膀胱训练治疗伴有 SBO 的遗尿患儿，治愈率可达 93.3%。

4）健脑素

健脑素主要成分是 DHA（不饱和脂肪酸二十二碳六烯酸）。DHA 是人大脑发育、成长的重要物质之一。DHA 在神经组织中约占其脂肪含量的 25%，突触是控制信息传递的关键部位，DHA 由突触膜和间隙组成，它有助于其功能发挥，能起到增强记忆与思维能力、提高智力等作用。鱼油类 DHA 制品中，DHA 是以脂肪的形式存在的，食入后在十二指肠内要靠胆汁的帮助才能被吸收。所以，应在吃鸡蛋、鱼、豆腐等食品后，服用这些营养品，这样吸收才充分。健脑素属于保健药，商品名称为儿童健脑素软胶囊，在医保药店有售，要按照其说明书用药。药物剂型和规格一般为 0.5 g×100粒，作为治疗大脑觉醒障碍的遗尿症的辅助药，一般在晚饭后口服一粒。

5）丙咪嗪

丙咪嗪是一种抗抑郁药，有兴奋和消除忧郁的作用。其作用部位主要是间脑，特别是下丘脑，其次为边缘系统。能阻止生物胺的回收，使突触间隙的生物胺含量增高，从而使人情绪振奋，并产生抗抑郁作用。丙咪嗪治疗遗尿的作用机制尚不明确，推测是由于去甲肾上腺素、5-羟色胺能、抗胆碱能共同作用于膀胱、产生尿液及唤醒机制。它在 30%～50%RNE 患儿中有效，如合并去氨加压素使用，效果更好。常见的不良反应有口干、胃肠道不适、便秘、视力模糊、心悸、多汗，以及肌肉抽搐等，少数人可出现妄想、幻觉和粒细胞减少等。其不良反应较去氨加压素多，最严重但是罕见的并发症包括心脏毒性和肝毒性，开始使用之前应检查心电图，丙咪嗪已经不再作为治疗 NE 的一线药物。

丙咪嗪可被专家作为三线替代药物使用。睡前单次给药，与抗胆碱能药物联用可以提高治疗效果。对于 ≥ 6 岁患儿，丙咪嗪初始剂量为 12.5 mg ～ 25 mg，睡前 1 h 服用，如治疗 1 ～ 2 周后效果不佳，7 ～ 12 岁患儿可增加剂量至 50 mg，年龄更大患儿可增至最大剂量 75 mg。20% ～ 33% 的服药患儿连续 14 天无遗尿发生，但在停药 3 个月后约 2/3 患儿症状复发。

丙咪嗪治疗剂量绝对不能超过规定剂量，同时家长们也要确保药物被安全保管。在临床治疗中最常见的不良反应是情绪波动及恶心，但随着治疗的进行，这些不良反应会慢慢消失，此外，患者也会对药物逐渐耐受，从而导致治疗遗尿的良好效果逐渐减退。疗效在 1 个月后评估，如果效果不理想，可考虑加入去氨加压素，正如抗胆碱类药物一样，与去氨加压素联合治疗是一种可供选择的方案。但如果治疗效果理想，定期禁药可有效降低患儿对于药物产生耐受的风险，一个方案是每 3 个月可禁药两周，但具体因人而异。停用丙咪嗪时需要循序渐进地进行，剂量减半，持续 1 ～ 2 周，可有效减少停药引起的不良反应。

（2）其他药物

其他药物有非甾体类抗炎药，如布洛芬、吲哚美辛、双氯芬酸，其原理为抑制前列腺素合成或拮抗其与膀胱的前列腺素受体结合，从而减少夜尿产生，增大膀胱容量。与安慰剂相比，这些药物能提高治疗效果，但疗效却不如去氨加压素等首选治疗措施，且药物不良反应更多、停药后易复发，目前尚需更多研究证明其在遗尿治疗中的地位。

（李庆斌　胡绘杰　整理）

20. 神经电刺激治疗

神经电刺激（Electrical nerve stimulation，ENS）是使用电极通过神经刺激会阴和胫总神经、阴茎背侧或骶部皮肤来改善遗尿儿童觉醒状态、DO 和感知膀胱充盈状态，从而增加膀胱功能容量，继而减少遗尿次数。

（1）作用原理

ENS 治疗遗尿儿童的作用机制是通过调节骶神经至中枢上行传入通路或释放某些神经递质、抑制 C 纤维增生而达到增强膀胱上传信息、抑制逼尿肌不稳定收缩的目的。它主要是通过增加大脑中的排尿反馈传感器以及下腹交感神经通路来激活膀胱体感器。同时通过刺激骨盆或下肢的骶骨传入神经增加对骨盆传出神经的抑制性刺激来降低逼尿肌收缩力。通过重复的反复刺激导致膀胱反应衰退和下调，从而降低逼尿肌活动。不仅如此，它还可以通过骶旁神经电刺激来激活前扣带回皮质和背外侧前额叶皮质来调节下尿路功能的兴奋性和抑制性治疗遗尿中尿道不稳定情况。

（2）适应证

ENS 治疗遗尿的适应证有：①膀胱逼尿肌无收缩或收缩乏力原因引起的 PVR 增多的遗尿患者；②尿道功能异常的遗尿患者（尿道不稳定、逼尿肌 – 括约肌协同失调）；③ DO 通过口服 M 受体阻滞剂药物治疗不佳者；④膀胱尿道功能紊乱合并有功能膀胱容量减小的遗尿患者；⑤ RNE 患者；⑥复杂性遗尿患者，复杂性遗尿为合并泌尿系统症状的遗尿症，白天有尿频、尿急或尿失禁表现。

（3）具体方法

ENS 临床上用于治疗遗尿、膀胱过度活动综合征和儿童各种下尿路功能障碍。经骶部神经电刺激：采用针刺或表面电极进行周围神经末梢电刺激治疗，这一类方法称作神经调节治疗。相对于永久置入电极，采用针刺或表面电极进行的电刺激治疗简单、安全，避免了永久置入电极可能出现的电极移位、组织不良反应等并发症，称为经皮神经调节治疗。经皮神经调节治疗有多种方法，可在不同部位对不同神经进行刺激，包括耻骨上区域、肛周、胫后神经电刺激，最常用的是骶 2、骶 3 神经根电刺激。其他方法有胫后神经电刺激和会阴部电刺激等。

1）骶 2、骶 3 神经根电刺激使用方法

①采用微电脑低频脉冲治疗仪进行经皮骶 2、骶 3 神经根电刺激，电流为双向方波，波宽 200 ms，频率 10 Hz。②将一次性电极片贴在脊柱两侧平髂嵴上缘位置，粘贴前用酒精擦拭该部位（图 18）。③按程序键选择合适的程序。④按 +、- 号调节合适的刺激强度。⑤治疗结束，按电源按钮可关闭仪器。使用时间：每天治

疗 2 次，每次治疗持续 20 ～ 30 min，疗程 3 ～ 6 个月。

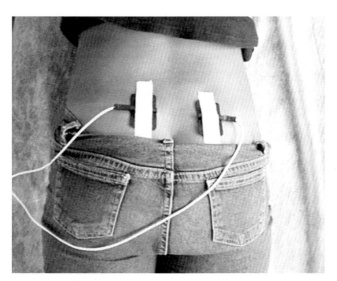

图 18　电极放置于脊柱两侧平髂嵴上缘位置（见书末彩插）

2）胫后神经电刺激具体使用方法

①患者仰卧，脚底并拢，膝盖外展并弯曲（蛙式）。②一根 34 号针经皮插入内踝头侧约 5 厘米，距胫骨后缘 1 厘米，与皮肤表面和连接在其上的导线成 60 度角。③将表面电极放置在同一条腿上，靠近跟骨上方的足弓。④打开装置，振幅缓慢增加，直到患者最大的脚趾开始卷曲，手指呈扇形或整个脚伸展，表明接近神经束（图 19）。如果未达到该反应或插入部位附近出现疼痛，则关闭设备并重复该过程。当针插入正确的位置时，电流被设置在可耐受的水平（痛阈）。使用时间：每天治疗 2 次，每次治疗持续 20 ～ 30 min，疗程 3 ～ 6 个月。

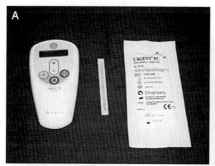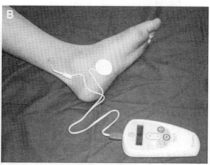

图 19　神经电刺激治疗仪器（左）和使用仪器时左脚最大脚趾卷曲状态（右）

3）会阴部电刺激

该方法可用于治疗盆底肌的训练，改善其舒缩，强化整个骨盆底肌群的治疗措施。近年，该方法越来越多地用于治疗 RNE、尿失禁、OAB、便秘、大便失禁等，尤其适用于尿道不稳定、逼尿肌 - 括约肌收缩不协调的患儿，这些疾病可经尿动力学检查确诊。目前临床上应用广泛的是英国进口的治疗仪（图 20），其具有简单、方便、无创、安全等特点，临床疗效显著。使用方法如下：①治疗仪为电池驱动，将电池插入电池盒。连接导线至电极片。②将电极片贴至肛门两侧 3 点和 9 点钟位置（图 21）。③按程序键选择合适的程序。④按 +、- 号调节合适的刺激强度。⑤治疗结束，按电源按钮可关闭仪器。使用时间：每天早晚各一次，每次治疗持续 20 ～ 30 分钟。一般疗程 3 ～ 6 个月。

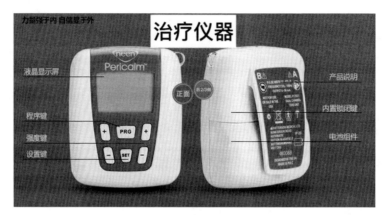

图 20　生物反馈治疗仪

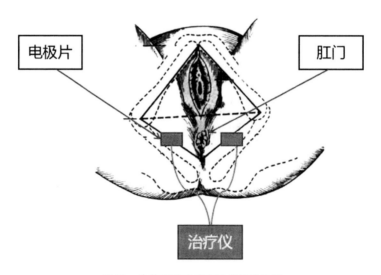

图 21　生物反馈治疗电极片粘贴位置

国内外研究显示神经电刺激是有效治疗 NE 的方法之一。神经电刺激治疗通过影响肌肉纤维和排尿反射在外周发挥作用，也通过恢复脑干和皮质活动在中枢发挥作用。神经电刺激治疗不仅可以有效地改善遗尿患者的睡眠觉醒状态、增加膀胱功能容量、减少遗尿次数，而且还可改善白天伴随的异常排尿、排便症状。它是一种安全、无创、简单、不良反应少的物理治疗方法。但是其整体治愈率较低，同时治疗方法需要专业的硬件和软件辅助，对患者的依从性和理解能力都有一定的要求。

（贾茹　陆伟　整理）

21. 单症状性夜遗尿的治疗

遗尿确诊后家长们最关心的是如何治疗。遗尿的分型不同，治疗方案不同。MNE 是最常见的遗尿类型，指自幼遗尿，5 岁以后主要表现为晚上尿床，而白天无症状。下面就 MNE 治疗介绍如下。

（1）治疗原则

根据 ICCS 和遗尿中国专家共识，遗尿警铃和 DDAVP 均为 MNE 一线治疗方法。DDAVP 和遗尿警铃的选用原则：①夜间尿量增多但膀胱容量正常的患儿宜使用 DDAVP 治疗；②膀胱容量偏小的患儿可能出现 DDAVP 抵抗，宜使用遗尿警铃治疗；③夜间尿量增多且膀胱容量偏小的患儿，宜联合 DDAVP 和遗尿警铃治疗；④夜间尿量正常且膀胱容量正常的患儿可给予遗尿警铃或 DDAVP 治疗。由于使用遗尿警铃没有口服药物方便，这导致患儿及家长对选择遗尿警铃有时会有抵触。无论患儿为哪一亚型单症状性夜遗尿，均可首先考虑使用 DDAVP 治疗。在制定治疗方案时，也应充分考虑患者及其父母的个人意愿。无论使用哪种治疗方案，如果单一的治疗方案不能取得良好的治疗效果，都可以考虑两种治疗方案联合治疗。根据遗尿治疗原则，排尿基础疗法是在任何其他疗法治疗应用之前都需要考虑的基本疗法，该方法也可以和其他方法联合应用。一般来说年龄较小的患儿（5～6岁）建议首选排尿基础疗法和警铃治疗。引入任何形式的治疗之前，重要的是对患儿家庭进行良好的教育，使其明白遗尿没有简单的解决方法，需要患儿及其父母与医生配合，同时尽量解除患儿对自身病情的自卑及消极心理。

（2）治疗方法

1）排尿基础治疗是治疗遗尿的基础方法

首先需要建立规律排尿习惯，通常应让孩子在早上起床后充分排空膀胱，在学校期间白天至少排尿两次，在放学后、晚饭时及入睡前应叮嘱孩子排尿并充分排空膀胱。膀胱功能训练有利于加强排尿控制和增大膀胱容量。对膀胱容量偏小的患儿，可督促患儿白天尽量多饮水，并尽量延长2次排尿的间隔时间使膀胱扩张。训练患儿适当憋尿以提高膀胱控制力，当患儿排尿时鼓励时断时续排尿，然后再把尿排尽，以提高膀胱括约肌的控制能力。也可通过生物反馈治疗训练膀胱功能，治疗频率一般为每周1～2次，疗程至少持续3个月。MNE在治疗的过程中应尽量减少夜间液体的摄入，但是允许孩子在白天尤其是上午及下午早些时候摄入适量的液体。如果孩子有便秘的现象，应及时治疗，孩子的饮食中尽量排除可能导致便秘的食物。家长可以通过夜间叫醒孩子起床排尿的方式来改善症状，但是需要注意的是一定要让孩子能被真正"叫醒"并保持清醒排尿。此外，所有的家庭都应该知道尿床既不是孩子的错也不是父母的错，不要让孩子在这方面有太大的心理负担。对于伴有明显心理问题的患儿，需要同时心理专科治疗。

2）遗尿警铃疗法

遗尿警铃是改善或治疗遗尿长期效果最好的措施，有效率高达65%～70%，复发率较低。警铃疗法属于行为疗法，通过反复训练建立起膀胱胀满-起床排尿之间的条件反射，使患儿最终能够感受到尿意而自觉醒来排尿。此种疗法疗效取决于患儿和父母的配合，取得良好预后的通常是频繁遗尿和家庭积极配合的患儿，因此，对于父母有睡眠问题或者孩子与兄弟姐妹共用一个房间，遗尿警铃很难取得预期疗效。对于遗尿不频繁或者周期性遗尿的孩子来说，遗尿警铃也不是首选。因为警铃疗法对患儿及其家属的睡眠有较大影响，且所需的治疗时间较长，医生制定治疗方案时应与患儿及其家属充分沟通，为其讲解遗尿警铃的原理及具体使用方法，征得其同意后，再使用此疗法。遗尿警铃的原理及使用方法是，夜晚入睡前将遗尿警铃的传感器置于患者内裤中，若患者夜晚遗尿，传感器被尿液激活，遗尿警铃就会发出声音刺激患者醒来，让患者前往厕所排尿，当患者排尿后，需要重新安装遗尿警铃。如果在使用此疗法的6周内遗尿症状无改善，则停止该疗法或者联合其他疗法如遗尿报警铃联合 DDAVP 进行治疗。

遗尿警铃注意事项：①遗尿警铃适用于遗尿次数＞2次/晚的患儿。②内裤或床单浸湿时触发警铃，若患儿此时无反应或无起床排尿的意愿，患儿家属应进行协助，确保患儿在清醒状态下进行排尿。③患儿应保持每晚不间断使用遗尿警铃，持续 2 ～ 3 个月或达到连续 14 天夜晚不尿床方可考虑停止治疗。④遗尿警铃还适用于 DDAVP 治疗减量阶段，以促进觉醒并降低复发率。遗尿警铃治疗流程见图 22。

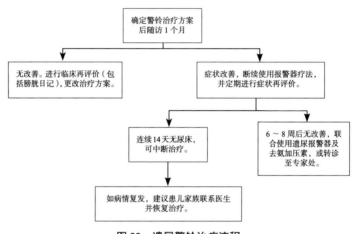

图 22　遗尿警铃治疗流程

3）醋酸去氨加压素治疗

夜间多尿是遗尿的原因之一。此类患者特征是抗尿激素的昼夜节律失调，导致夜间排尿量增加，从而使患者每晚需要起床排尿好几次或者发生遗尿。DDAVP 主要适用于该类患者的治疗。DDAVP 是精氨酸加压素的合成类似物，它作用于肾小管使尿液浓缩。在临床上，DDAVP 可以迅速发挥效用，多达 70% 的患者在治疗初期就停止遗尿；然而约有 50% 左右的患者停药后复发，因此，提倡患者在疗效稳固后持续一段时间逐步停用 DDAVP，以降低复发率。DDAVP 应该在睡前 1 小时服用，起始用量为 0.2 mg/d，后根据症状调整用量，最大剂量 0.6 mg/d。患者开始治疗后，应在第一个月进行 1～2 次随访，治疗一个月后，如状况无改善，应重新评估治疗方案；如患者状况改善，可继续 DDAVP 疗法。随访 3 个月后，患者已无尿床，可尝试逐步停药，若停药后复发，建议患儿家属联系医生并恢复治疗。若随访 6～8 周，患儿的病情未取得令医生及患儿家属满意的改善，考虑使用 DDAVP 及遗尿警铃联合治疗或转诊至专家处。睡前一小时限水，在服药后至第二天清晨不要摄入任何液体。建议初始治疗时每 2 周评价 1 次药物的治疗效果，无改善者应重新评估，包括记录排尿日记等。如果仍有夜间多尿，可以增加 DDAVP 剂量。若治疗 6～8 周后对疗程不满意，可联合遗尿警铃治疗或转诊至遗尿专科诊治。DDAVP 治疗疗程一般为 3 个月。以治疗第 3 个月与开始治疗前 1 个月尿床夜数进行比较，疗效包括完全应答（尿床夜数减少 ≥ 90%）、部分应答（尿床夜数减少 50%～90%）及无应答（尿床夜数减少 < 50%）。DDAVP 是一种安全的药物，可以长期使用，最常见的不良反应是水中毒和低钠血症，因此，晚上摄入液体量应限制在 250 mL 以内。

　　遗尿患儿在使用警铃疗法时睡前不需要严格限水，但是在使用 DDAVP 治疗时，睡前一小时内应严格限制饮水；相比于 DDAVP 疗法，警铃疗法的治愈率高，复发率低。二者的短期疗效相似，但是长期效果相比警铃疗法更好。DDAVP 口服治疗停药后易复发，再次服药可控制病情，应根据医生指导增减药量直至治疗结束。去氨加压素治疗方案流程见图 23。

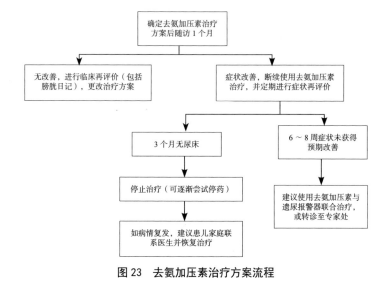

图 23 去氨加压素治疗方案流程

4）警铃和去氨加压素联合用药

夜间尿量增多且膀胱容量偏小的患儿可考虑 DDAVP 和遗尿警铃的联合治疗。若患儿使用 DDAVP 或遗尿警铃症状无改善时需重新评估患儿病情，并可考虑 DDAVP 和遗尿警铃的联合治疗。

5）丙咪嗪（三环类抗抑郁药）

丙咪嗪是三环抗抑郁药，具有抗胆碱能作用，可作用于膀胱，使膀胱容量扩大，并可抑制大脑皮层，使患儿易于惊醒而起床排尿。在使用过程中，个别患儿有睡眠不安、胃肠道不适、情绪不稳等不良反应，一般 1 ～ 2 周可自行消失，不须处理。用法及剂量：患儿＜ 7 岁者，丙咪嗪剂量为 12.5 mg；患儿＞ 7 岁者，丙咪嗪剂量为 12.5 ～ 25 mg，均每日 1 次，睡前 1 ～ 2 小时口服，因为此类药物立即停药后，遗尿可复发，所以见效后应该服药巩固一段时间，逐渐减量直至停药，但因其有一定的不良反应，故服药疗程以不超过 8 周为宜。曾有人用另一种抗抑郁药米安色林（四环类抗抑郁药，无抗胆碱作用）尝试治疗遗尿无效，因此否定了抗抑郁对遗尿的治疗作用。丙咪嗪是专家手中的第三线治疗选择，由于担心三环类抗抑郁药的心脏毒性及其与多种常用药物可相互作用，近年来该药已经较少用于治疗遗尿症，目前用于治疗遗尿症的主流药物是 DDAVP。只有在遗尿警铃和 DDAVP 治疗失败后，才考虑使用丙咪嗪。也有研究表明，索利那新与丙咪嗪合用可有效治疗常规治疗失败后的夜遗尿，且无明显不良反应。

6）抗胆碱酯能药

抗胆碱药物可以有效抑制膀胱 DO 症状，治疗儿童膀胱功能储存障碍以及日间尿失禁效果显著。但是在作为单一疗法治疗 MNE 时，其作用并不显著。当患儿有夜间排尿次数过多、疑似膀胱过度活动者，排除了 NB 等器质性疾病时可考虑联合使用抗胆碱药物和 DDAVP。临床常用的抗胆碱药物为奥昔布宁，起始推荐剂量为 2～5 mg，年龄较大者可增加至 10 mg，睡前服用。山莨菪碱用于替代奥昔布宁治疗遗尿也可达到相同的效果。此类药物的主要不良反应包括口干、皮肤潮红、便秘、视力模糊、瞌睡等。需严格在专科医生指导下使用，并注意监测 PVR。

7）其他疗法

中药针灸、推拿、敷贴等外治法是我国传统中医学治疗儿童夜遗尿的特色。中医认为遗尿属肾虚，治则补之，多以温补固肾醒脑为主。对肾气不足、下元虚寒者宜温肾固涩；对脾肺气虚者则益气固涩；肝经湿热者用泻火清热法。具体治则可参照中华中医药学会2012 年发布的《中医儿科常见病诊疗指南》进行中医中药等诊治。

（李帅　宋翠萍　整理）

22. 非单症状性夜遗尿的治疗

NMNE 和 MNE 的主要区别是除了睡眠中尿床这个单一症状外还伴有白天（日间）尿频、尿急或尿失禁等排尿异常症状。文献报道 NMNE 和 MNE 并不是孤立的两个病症，是互相联系和相互影响的。因此，NMNE 的治疗除了考虑 MNE 的治疗外还要考虑白天排尿异常的治疗。NMNE 日间 LUTS 包括：①日间尿失禁；②排尿困难（尿滴沥、尿踌躇、腹压协助排尿）；③白天排尿频率过低或过高（排尿＜4 次/天或＞8 次/天）；④尿急（突然的、不可预期的、迫切的排尿冲动）。

（1）非单症状性夜遗尿的治疗

对于 NMNE 患者，首先要对日间下尿路功能障碍进行诊疗，其次要结合夜间遗尿相关因素，如遗传、夜间睡眠觉醒障碍、夜间多尿、膀胱容量小及心理因素等综合治疗，同时重视夜尿伴随疾病的排查和治疗。一般与产尿量增多、储尿功能减小、排尿唤醒延迟等几个环节相关。NMNE 的病情相对复杂，治疗方案也有争议，缺乏大型随机对照研究。根据中国专家共识，NMNE 治疗原则为 NE 合并泌尿系感染、便秘和上呼吸道梗阻疾病时要首选治疗这些合并疾病，同时治疗下尿路排尿功能障碍（lower urinary tract dysfunction，LUTD）或 LUTS；合并基础疾病的患者需要同时治疗基础疾病，做到对因和对症治疗结合；合并心理因素者需要同时进行心理治疗干预。很多 NMNE 患者在纠正白天 LUTS 后，夜间遗尿能自行缓解。

（2）治疗 NMNE 患者日间 LUTD/LUTS 的伴随疾病

1）NMNE 日间非神经性 LUTD/LUTS 的治疗

A. OAB：根据尿动力学结果，如果存在 DO，可以选择相关药物，如去氨加压素、抗胆碱能药物、β_3 受体激动剂、三环类抗抑郁药等。

B. 逼尿肌 – 括约肌协同失调：DSD 常和神经因素或盆底肌相关疾病因素有关，DSD 时常由于储尿期出现尿道括约肌的突然松弛或尿道压的不稳定引起少量尿液的不自主流出，可出现日间尿失禁或夜间遗尿等，需结合腰骶椎磁共振排除神经因素，并通过盆底肌训练、生物反馈或解痉药物等改善。

C. 低顺应性膀胱及膀胱纤维化：常见于神经因素或糖尿病等相关膀胱纤维化，或长期炎症刺激膀胱黏膜、长期 DO 引起的膀胱壁增厚等。膀胱纤维化引起的低顺应性膀胱，膀胱弹性下降，逼尿肌压会在储尿期随着储尿量的增加逐渐升高，当逼尿肌压大于尿道括约肌的压力时，可引起充盈性尿失禁或夜间遗尿等。

D. 尿失禁：首先鉴别尿失禁的原因或原发病进行病因治疗。泌尿系畸形如 EUO 等，可引起尿液自尿道口不自主流出，出现漏尿，需与遗尿鉴别。对于上述尿失禁或漏尿，可根据尿常规、影像学检查及尿动力学检查选择相关的药物或手术治疗，治疗结束后再进行

NE 的重新评估。

2）NMNE 日间 LUTD/LUTS 伴随的神经性疾病的治疗

A. NE 合并日间神经源性 DO：NE 合并日间神经源性 DO 可见于脊髓炎、新生儿缺血缺氧性脑病等。可结合影像学、脑电图、肌电图及其他功能学检查，就诊于神经科。新生儿缺血缺氧性脑病可在一定程度上影响膀胱的发育，引起膀胱容量小。此外，大脑排尿中枢因缺血缺氧损伤后使脊髓排尿中枢失去大脑排尿中枢的抑制导致 DO 从而引起 OAB 症状。此类患者可表现为膀胱容量小、每次排尿量少、尿频、尿急及急迫性尿失禁等特征。根据尿动力学检查进行膀胱尿道功能分类然后根据 NB 的专家共识进行治疗。

B. NE 合并神经源性逼尿肌功能低下：NE 合并神经源性逼尿肌功能低下可见于隐性和显性脊柱裂、脊髓脊膜膨出、脊髓栓系、脊髓外伤等。尤其在 $S_{2\sim4}$ 水平的脊髓脊膜疾病对排尿影响较大。此类患者常存在夜间遗尿和日间排尿困难或充盈性尿失禁，需要进行鉴别。儿童脊柱裂的发生率约为 3/100 000，其中 50% 为脊膜膨出，脊髓栓系引起的 NB 类型主要是逼尿肌收缩功能降低和低顺应性膀胱。尽管多数患儿在婴幼儿期进行了脊膜修补和脊髓栓系松解术，仍有高达 40% 的患儿神经系统和泌尿系统损害无明显改善，甚至部分仍有恶化趋势。需要根据腰骶椎磁共振结果判断脊柱裂和脊髓栓系的类型，同时结合 VUDS 检查评估排尿功能、有无便秘和大便失禁、有无下肢活动障碍或肌肉萎缩等综合判断神经因素的手术指征。需要多学科联合诊治。

3）NMNE 日间 LUTS 伴随的全身性疾病

A. 变态反应性疾病：在变态反应性疾病中，变应性哮喘、变应性鼻炎与 NMNE 的发生密切相关。Ozkaya 等横断面对照研究结果显示，变应性哮喘儿童 NMNE 患病率（26%）明显高于非哮喘儿童（11.5%）。Logistic 回归分析结果显示，花粉敏感度增高、变应性鼻炎、高嗜酸性粒细胞计数、哮喘为 NMNE 发生的独立危险因素。

B. 糖尿病：尤其对于 1 型糖尿病的儿童，血糖水平和代谢控制等因素影响渗透性利尿，渗透性利尿引起夜间尿量增多，可能出现夜间遗尿。对于低龄儿童，尤其合并小膀胱容量者，夜间遗尿的发生率会增加。

C. 风湿性及血液系统疾病：包括系统性红斑狼疮（systemic lupus erythematosus，SLE）、镰状红细胞贫血等。例如 SLE 患者常由核上性麻痹及感觉减退等引起肌无力、神经源性排尿障碍等。而镰状红细胞贫血不排除与局部组织缺血缺氧引起排尿障碍相关。LUTS 伴随疾病和遗尿可同时进行治疗。

（3）NMNE 患者合并排便障碍的治疗

NMNE 患者合并排便障碍可见于 BBD 的儿童，当存在便秘时，乙状结肠和直肠膨胀扩张，可压迫膀胱后壁，从而导致膀胱敏感度增加、逼尿肌无抑制收缩而引起遗尿等。

对于便秘的治疗，分为一般治疗、药物治疗、生物反馈治疗等。

1）NMNE 便秘的一般治疗

A. 养成良好的排便习惯，定时如厕，集中注意力。

B.调整饮食结构，保证每日充足的水分摄入，至少1500 ～ 2000 mL/d，多进食蔬菜、水果及富含纤维素的食物。

C.增加体育锻炼可增加腹肌收缩力，促进胃肠蠕动及粪便排出，避免久坐、不动等不良习惯。

D.腹部热敷按摩，可改善胃肠道功能。

2）NMNE 便秘的药物治疗

A.泻剂：①渗透性泻剂：适用于轻、中度便秘患者，在临床中应用最为广泛，代表药物有聚乙二醇、乳果糖、山梨醇等，此类药物口服后在肠道内形成高压状态，吸收水分，增加粪便体积，刺激肠道蠕动。②润滑性泻剂：适用于粪质干硬的患者，代表药物有液状石蜡、开塞露、麻仁润肠丸等，通过润滑肠壁和粪便，阻止水分吸收，达到通便作用。

B.促胃肠动力药：主要为 5-HT 受体激动剂，代表药物有莫沙必利等。

C.微生态制剂：便秘患者肠道微生态环境改变，主要表现为对人体有益的双歧杆菌数量明显减少，潜在的致病菌及外来致病菌过度生长，产生便秘等肠道功能失调等症状。如双歧杆菌三联活菌制剂改善肠道微生态环境。

3）NMNE 便秘的生物反馈治疗

生物反馈治疗是一种基于行为医学的生物治疗方法，可松弛痉挛的盆底肌张力，调整盆底肌排便的协调作用，具有操作简便、无不良反应、无依赖性、操作非侵入性、易耐受、可门诊治疗等优点，特别是针对排便不协调人群是一种有效的治疗措施。

（4）NMNE 的联合治疗方案

按照 NMNE 的治疗原则治疗遗尿的同时要注重合并疾病的治疗，或预先治疗合并疾病或治疗合并疾病的同时参考 MNE 的治疗原则治疗遗尿。综合治疗或联合治疗是 NMNE 治疗的常用方案。常用治疗方案为下面两种方案或两种以上方案的组合。

1）基础治疗方案

A. 行为治疗：包括生活习惯的纠正，如调节饮食饮水计划、排尿训练及憋尿训练。

B. 睡眠管理及觉醒训练：因为夜间觉醒障碍、阻塞性睡眠呼吸暂停低通气综合征、夜间鼾症、肥胖等均可能和遗尿相关。

C. 遗尿警铃："遗尿警铃"即"遗尿报警器"，是改善或治愈遗尿长期效果最好的措施，这种疗法属于行为疗法的一种。根据 ICCS 标准化术语规范，其属于口服去氨加压素之前的一线治疗方案。治疗疗程为 3 个月，根据英国健康与临床优化研究所（National Institute of Health and Care Excellence，NICE）的判断标准连续干床 14 天为治疗成功。治疗成功者停止治疗 1 个月后记录复发例数。复发者重新进行报警器治疗 3 个月，观察疗效。治疗同 MNE 的方式。

D. 精神心理治疗：如经受过精神刺激、交通事故、焦虑症等可能会与遗尿的发生相关。需要结合精神心理科治疗方案，同遗尿综合治疗。

2）生物反馈和电刺激治疗方案

生物反馈和电刺激治疗方案包括经直肠电极电刺激、经皮神经电刺激等均可一定程度改善盆底肌和尿道括约肌力量和协调性，改善夜间遗尿。

3）药物治疗方案

常用药物为去氨加压素、抗胆碱能药物（奥昔布宁、托特罗定、消旋山莨菪碱、索利那新）、β_3 受体激动剂（米拉贝隆）、三环类抗抑郁药（丙咪嗪，阿托西汀或瑞波西汀）等，可单独用药，也可酌情联合使用。上述药物治疗方式同 MNE 的治疗，但使用去氨加压素时需定期监测电解质，并建议阶梯式逐渐减停药物剂量。

4）手术治疗方案

顽固性 OAB 的肉毒素注射治疗；挛缩膀胱的膀胱扩大术；尿道外口成形术或膀胱颈重建术等。对于 NMNE 合并 OAB 的患儿，在排除器质性原发疾病的情况下，结合尿动力学结果，可选择"基础治疗 +OAB 治疗 +MNE 治疗"的联合治疗方案，包括：①基础治疗可为调整饮水计划及憋尿训练；② OAB 治疗主要通过口服抗胆碱能药物，如奥昔布宁，必要时结合生物反馈电刺激治疗；③夜间遗尿可先通过遗尿警铃治疗，治疗期间可记录排尿日记，如果发现夜间尿量增多，可加服去氨加压素治疗。并根据疗效及时调整联合治疗方案。

（徐鹏超　宋翠平　整理）

23. 顽固性遗尿的治疗

RNE 指经过行为治疗、DDAVP 和遗尿警铃等正规治疗 3 个月后疗效欠佳或停药后再发的遗尿症。

（1）病因和相关因素

顽固性遗尿的相关因素包括遗传因素、潜在的神经发育不良（如SBO）、内分泌因素、精神神经症状、伴发疾病、肾脏浓缩稀释功能、膀胱尿道功能等。夜遗尿症可能的病因主要有夜间ADH分泌不足（节律异常）、ADH敏感性下降、睡眠和觉醒功能发育迟缓、觉醒阈值增高、排尿控制中枢发育不全或发育迟缓、心理/睡眠问题、不良的排便习惯等。排尿功能障碍解剖因素有膀胱容量减少、DO、尿道括约肌不稳定、控尿功能发育延迟、PVR增多。青少年RNE多与遗传因素、阻塞性气道疾病、精神心理类疾病、肥胖、BBD、尿崩症、SBO、精神压力和不良生活习惯有关。

1）家族遗传

有大量数据证实遗尿症有强烈遗传的因素，对于青少年RNE患者来说遗传效应相对更加明显，这种高遗传率并不让人惊讶，毕竟人类所有表型都是由基因和环境控制的，在环境基本相似的情况下，基因的效应就相对更加突出了。在一项横断面研究中，如果父母一方遗尿，儿童童年时期患遗尿症的风险要高出5～7倍；如果父母双方都遗尿，那么风险要高出11倍。

2）睡眠和觉醒障碍

逼尿肌收缩和膀胱储尿扩张被认为是强烈的唤醒刺激因素，遗尿症患者在这些刺激下不能觉醒，因此推测遗尿症患者的觉醒机制必然存在异常。国内外学者已经深入研究了睡眠模式和遗尿的关系，研究结果也支持睡眠觉醒障碍是遗尿的一个重要的致病因素。

3）膀胱功能异常

发生遗尿的主要发病机制之一是膀胱容量及其功能异常。儿童的膀胱容量会随年龄的增长而增加至 350 ～ 500 mL，但是遗尿症患者的功能膀胱容量与其对应年龄的正常膀胱容量比较起来较低，患儿小便次数相对较多，更加容易发生尿床。夜间 DO 与患者睡眠时大脑高级中枢对低级排尿中枢抑制效应减弱有关，导致储尿期膀胱逼尿肌不能完全松弛，膀胱壁紧张，张力升高，顺应性下降，储尿期容量降低，较小膀胱容量即可引起排尿反射发生排尿。尿动力学检查通常可发现储尿期逼尿肌无抑制性收缩。

4）精神心理类疾病

注意缺陷多动障碍、功能性腹痛、焦虑／抑郁以及对立违抗性障碍被研究证明与更高的遗尿症患病率有关。已经有研究结果表明 ADHD 患者中遗尿和白天排尿功能障碍比正常儿童更常见。虽然合并有此类精神性疾病的遗尿症治疗是相对困难的，但是研究表明大部分合并 ADHD 患者应用去氨加压素或抗胆碱治疗是有效的。对去氨加压素治疗无反应的合并抑郁等精神类疾病的遗尿症患者可以尝试应用三环类药物，如丙咪嗪。

5）BBD 是指一系列的 LUTS 合并肠道功能障碍的疾病

研究发现遗尿和便秘之间存在着相当明显的联系，大约 43.6% 的遗尿症患者合并便秘。膀胱和直肠的共同胚胎起源的神经元连接可以解释这两种症状间的关联；或者是大量便团在有限的骨盆空间内压迫膀胱，从而导致功能膀胱容量降低。有研究表明，便秘是去氨加压素治疗遗尿症有效性的独立危险因素，成功的 FC 治疗对遗尿症治疗有积极影响。

6）其他引起遗尿症的病因

包皮过长、先天性尿道畸形和尿路感染等局部刺激以及糖尿病和癫痫等其他系统或全身性疾病可引起 SNE，这些疾病引起的遗尿症往往伴有其他症状或体征，需要临床医生仔细甄别，找出引起 SNE 的病因并对因治疗。Papaefthimiou 等研究发现一些男性患者的颅内生殖细胞肿瘤可引起尿崩症导致遗尿症。摄入治疗精神病如精神分裂症的药物如丙戊酸钠也可引起遗尿。

（2）治疗要点

1）病因治疗

根据辅助检查发现病因或危险因素精准施治，如对于膀胱容量小、伴有 OAB 症状 [尿频、尿急和（或）尿失禁] 可以加用抗胆碱能药物。

2）联合治疗

单一的治疗方案往往疗效较差，需要多种治疗方案联合，增加 RNE 的治愈率。如去氨加压素和抗胆碱能药物或去氨加压素和遗尿警铃的联合治疗可以提高治愈率。

3）肉毒素治疗

逼尿肌内注射肉毒杆菌毒素对患有难治性非神经源性膀胱过度活动的儿童有效，对于抗胆碱药无效的病例可能是一种选择。

4）经皮胫神经刺激

神经电刺激可能促进部分症状和总反应评分的改善，是治疗难治性单一症状的 PNE 的一个可行方法。对于一些出现难治症状的患者，经皮胫神经刺激是一种可行的治疗选择。在 DeOliveira 等的一项研究中，经皮骶旁神经刺激被证明是有效的。

5）其他方法

膀胱扩张训练是否可以增加 FBC 仍然需要进一步研究。针灸治疗以补肾健脾、温补下元为治法，推拿治疗以升阳固涩、补肺健脾为原则，从而改善小儿遗尿症状。催眠疗法、控制饮食、脊椎按摩疗法、心理疗法和脱敏治疗等是否对治疗 NE 有效仍有争论。

6）理疗

理疗可以帮助改善儿童的姿势和身体意识，以达到最佳的排尿和排便效果。生物反馈可以帮助孩子的盆底肌肉功能正常化，教授放松的排尿技巧，并重新训练肌肉模式。在治疗 OAB 时，理疗师可以训练儿童和家庭使用低强度（10 Hz）经骶旁经皮神经刺激。心理学家可以通过评估和治疗并存的心理状况来帮助有心理或行为问题的儿童。对于不坚持治疗的儿童，心理学家可以帮助识别和解决心理社会治疗障碍，如个人障碍（羞耻和绝望，记忆困难，不顺从），与家庭有关的障碍（离异或重组家庭、父母的责备、家庭冲突）。跨专业方法的专家意见可以为儿童提供医疗、护理、物理治疗和心理治疗相结合的服务。

7）多团队合作治疗

有时难治性遗尿症需要其他专家包括泌尿科医生（他们可以使用尿流动力学研究进一步评估）、肾脏科医生、神经科医生、睡眠专家、耳鼻喉科医生和精神病学专家等多团队合作进行治疗。通过与儿童和家庭的合作，跨专业团队可以开发出具有现实的、可实现结果的治疗计划，以满足儿童和家庭的个人需求。

8）伴发疾病的治疗

如果患儿有泌尿系感染、便秘、呼吸睡眠暂停、打鼾、高钙血症，那么需要首先治疗此类疾病。部分患者在上述疾病得到治疗后遗尿也可治愈。

（左佳　张会清　整理）

24. 中医和康复治疗

中医和康复治疗在儿童 PE 的治疗中也发挥着积极作用。中医对于遗尿的诊治具有悠久的历史，包括中药汤剂、中成药、针刺、艾灸、推拿、穴位贴敷等多种单独或联合疗法。遗尿以虚证、寒证居多，下元虚寒、闭藏失职、肺脾气虚、水液不摄、肝经湿热、蕴结膀胱等均可导致遗尿。古往今来历代医家对遗尿机制记述略有不同，但多以肾阳不足、下元虚寒为主，《诸病源候论》言遗尿："下元虚寒，不能约于水故也"，《黄帝内经》中将遗尿的主要发病原因归为肾阳不足、肺脾气虚、湿热下注。辨证多从虚、实、寒、热出发，治疗则以温补下元、固涩膀胱为总原则，多采用温肾阳、益脾气、补肺气、清心火、疏肝郁、固膀胱等疗法，如此补肾固本止遗，脏腑阴阳调和方达良好的治疗效果。遗尿症在中医通常指的是 3 岁以上儿童在睡眠中不自主排尿。按照中医的治疗理念，遗尿症主要是由肾气不足所导致，所以在治疗过程中主要以功能调理为主，患者可通过中药治疗、针灸治疗、药物贴敷、推拿治疗等多种方式对病情进行治疗。

（1）中医治疗

1）中药及中成药

遗尿可以直接通过口服中药的方式进行治疗。补阳药：益智仁、菟丝子、补骨脂等；补气药：山药、黄芪、甘草等；收涩药：桑螵蛸、五味子、金樱子等；解表药：麻黄、柴胡、升麻等；理气药：乌药、枳壳、橘皮等；开窍药：石菖蒲、冰片等；安神药：远志、茯神等；利水渗湿药：茯苓、猪苓等。麻黄善于开宣肺气、散膀胱之寒，具有开窍醒神之功，乃遗尿治疗之首，彭老首创麻杏石甘汤，遗尿治疗效果显著，尤适用于夜间深睡不易被唤醒者；补中益气汤加减适用于肺脾气虚型小儿遗尿症；龙胆泻肝汤适用于肝经湿热型小儿遗尿症。温肾助阳四君子汤合金匮肾气丸、补肺益脾六君子汤合缩泉丸、交通心肾导赤散合交泰丸、清热补肾黄芩滑石汤合缩泉丸加减等药物联合治疗均收获良效。药各有其效，需辨证论治，对症下药，据法选方。大多数患者对中药的口感无法接受，因此平时也可将粳米、薏米、山药、莲子、桂圆等食物熬煮成粥之后食用，坚持服用不但可有效缓解遗尿症，还可强健体质，提高免疫能力。

2）针灸

针灸疗法包括针刺与艾灸，通过毫针刺激特定的穴位，以疏通经络、调节人体脏腑功能的针刺疗法具有疗效显著、经济安全等优点；艾灸是指点燃艾草，使其熏灼人体特定腧穴或经络，刺激人体经络及所联系的脏腑，以起到温阳益气治疗疾病的作用。采用针灸治疗遗尿的疗效比较确切，其原理为通过刺激特定穴位，如关元、三阴交、肾俞或中极等穴位，调节中枢神经系统的兴奋性，加强其与自主神经及周围神经的联系，使之功能协调并调节膀胱功能，从而达到改善治疗的目的。一项系统性综述将不同形式的针灸治疗和其他治疗措施对比，发现针灸治疗有效率和去氨加压素似乎相同，但缺乏治愈率报告；与传统中药相比，艾灸能显著改善儿童夜间遗尿，但艾灸治疗儿童夜间遗尿的安全性尚不确定；激光针灸安全、无痛且无创，是儿童遗尿治疗优选，能明显改善儿童夜间遗尿频次。

3）推拿治疗

推拿也是目前临床上比较常用的一种治疗方法，主要是以特定的手法刺激体表特定腧穴或经络进行推拿按摩，调节气血阴阳。小儿遗尿症和脾肾有着较为密切的关系，所以在推拿过程中，主要以脊柱两侧的足太阳膀胱经作为循行之处，通过推拿对经络进行按摩刺激，可有效调节经络，通畅血脉。推拿按压时，拇指伸直，垂直用力，逐渐由轻及重，频起频按，不离其位；揉法操作时用力应轻柔而均匀，手指不要离开接触的皮肤，使皮下组织随手指的揉动而滑动，勿在皮肤上摩擦。有文献报道对于肾阳不足型小儿遗尿症患儿，温肾健脾推拿法不仅能够减少患儿遗尿次数，而且可以显著改善膀胱功能。研究表明单纯推拿手法治疗儿童遗尿有效率为84%～96%，临床疗效确切，配合其他疗法可进一步提高疗效。

4）穴位贴敷

依据君臣佐使理论配方，将药物贴敷于特定的穴位起到治疗疾病的作用。治疗遗尿，贴敷于耳穴可有效疏通经络、调节脏腑、固脬止遗，贴敷于神阙穴则可补肾气、理三焦、宣肺健脾。此外，将治疗脾虚肾阳不足的药物捣碎之后制成脐贴贴在肚脐部位，可通脏腑之气。肚脐为神阙穴，肚脐部位对药物具有良好的吸收性，敏感度也极高，将脐贴贴于肚脐部位可有效调理脾脏，补肾固元，对小儿遗尿症具有较好的治疗效果。穴位贴敷安全、无痛，相比于药物、针灸等疗法，更易被患儿与家属接受并坚持治疗。一项研究将穴位贴敷法实验组与去氨加压素对照组比较，发现有效率明显优于对照组。

近年关于中医遗尿治疗的文献较多，但大多为临床研究，并且缺乏大样本、多中心的系统性研究，疗效需要进一步证实。

此外还有催眠疗法、脱敏疗法、捏脊疗法、穴位埋线及穴位注射疗法，但均缺乏治愈率报告。遗尿患者伴有下述症状者应当先治疗下述疾病，部分患者在下述疾病得到治疗后遗尿也不再发生：①便秘；②泌尿系感染；③打鼾；④睡眠呼吸暂停综合征；⑤高钙血症。

（2）康复治疗

目前遗尿治疗方法很多，但仍未发现一种特效方法能治疗所有的遗尿患者。文献报道康复治疗有利于遗尿的恢复。ICCS推荐的治疗遗尿的基础排尿疗法中行为治疗、唤醒训练和生物反馈等都是康复治疗的内容。康复治疗NE的方法主要包括物理治疗（生物反馈、生物反馈联合电刺激、功能磁刺激治疗）和传统康复方法（推拿和针灸疗法）及心理治疗等。

1）康复治疗遗尿的适应证及特点

遗尿患儿康复治疗的适应证：①患儿症状均较为严重，行为或药物治疗效果不佳的患儿；②经尿流动力学检查发现存在 OAB、尿道不稳定和（或）逼尿肌 – 括约肌不协调、尿失禁等；③能够配合治疗者。

康复治疗的特点：①物理治疗（生物反馈、生物反馈联合电刺激、功能磁刺激治疗）：安全、无创、不良反应少，对于伴有膀胱过度活动的患儿疗效较好，尿动力学检查发现尿道不稳定时需行盆底生物反馈治疗。②传统康复治疗（主要有推拿和针灸疗法）。针灸治疗以补肾固涩、调整脏腑、振奋阳气为主，整体与局部并重，有单穴也有复穴。顶线穴中亦可结合电针、皮内针、灸法、推拿、穴位注射、耳穴等疗法以取得更好疗效，缺点是患儿的依从性较差。③所有遗尿患儿都应进行心理治疗。强调家庭需认识到夜间尿床不是孩子的错，避免指责患儿；鼓励其正常学习和生活；心理治疗对提高生活质量很重要，具体内容详见相关章节。

2）生物反馈治疗

生物反馈利用电子或机械仪器传递感知证据，帮助患者控制生理过程或功能。生物反馈治疗是通过可视化肌电描记、尿流或将这些参数纳入视频游戏格式，帮助孩子在膀胱收缩期间协调盆底肌肉的放松。通过直接反馈，儿童能够放松盆底肌肉，以获得所需的肌电图追踪或最佳尿流曲线。这样就可以学习掌握到尿道括约肌在什么部位，排尿时尽量要放松该部分肌肉。尿流率图可作为生理反馈的方法，让患者学会看着尿流率图形，让自己轻松排出一座"小山"

来。生物反馈电刺激治疗能快速激活阴部神经纤维的传导，进而直接作用于包括尿道外括约肌在内的盆底横纹肌群，改善肌肉间的协调能力；还能加强腹下抑制性神经纤维的作用，抑制从膀胱传出的上行性神经通路，从而抑制膀胱兴奋性，不仅能增强膀胱、尿道肌群稳定性，而且能有效协调肌肉收缩、舒张频率，从而有效增强患儿排尿控制能力。

生物反馈疗法可以纠正错误的排尿方式，并重新建立起正常的排尿方式改善症状。训练的方式有：肌电图生理回偿法、尿流率图形反馈法等多种。该治疗技术是通过电子技术收集内脏器官的生理活动信息，并转化为声音、图像等信息，使受训者准确感知，并通过大脑皮层、下丘脑产生神经和体液变化调整生理反应，形成生物反馈通路，从而达到治疗疾病的目的，生物反馈疗法结合了心理学、精神卫生学与物理医学的学科内容，其实质是一个认识自我和改造自我的过程。经 VUDS 检查确定为异常排尿后，康复治疗师与患儿约定时间进行康复训练及返家后记录排尿日记，记录的内容包括每天饮水量、排尿次数、尿量、夜间遗尿的频率和遗尿量等，以尽量真实反映患儿的排尿情况。FBC 以排尿日记中清晨尿量最大值为准。

治疗时让患儿平躺床上，两脚弯曲微张开。在患儿会阴贴上表面电极，嘱患儿收缩盆底肌并记录肌电图来显示肌肉收缩的情况。通过反复训练，教会患儿如何收缩和放松盆底肌肉。训练结束后要求患儿每天进行至少一次的尽可能长时间的憋尿。训练的频率则依照不同医院有所不同，欧美国家相信需要通过 12 次的训练才有效果，香港研究提示，需1日密集训练就有很好的效果，比利时则推荐排尿训练学校（voiding school），同时召集几个相同病例一起在医院内学习正确的训练大小便的方法，为期2～3天。一般训练频率是每周训练1次，每次训练3组，每组20分钟。

生物反馈是治疗逼尿肌－括约肌协同失调的一种有效、无创的方法，大约80%的儿童从这种治疗中受益，这也在多学者研究中得到证实。Khen-Dunlop报道等对60例有排尿功能障碍的患儿进行生物反馈治疗，其中36例PNE患儿治疗的有效率高达84%。Hoekx等报道采用生物反馈治疗24名PNE患儿，其中17例痊愈，6例好转，1例无效，治愈率为70%。Fernandez-Pineda I等报道的应用生物反馈分组治疗复杂型PNE患儿，总有效率达到75%～100%。

3）生物反馈联合电刺激

应用生物反馈治疗仪对患儿进行盆底肌及膀胱逼尿肌生物反馈训练。首次训练要求家长陪同患儿参加，进行治疗前教育，使其了解排尿的解剖学机制并详细讲解训练治疗的方式及细节，训练时间1 h左右，激发患儿治疗的决心并使家长能够配合训练治疗。该生物反馈治疗仪器属于交互式电脑游戏生物反馈治疗仪，使用会阴表面电极，练习会阴部肌肉收缩与放松，收缩与休息时间交替间隔10 s。电脑屏幕上可显示肌肉活动情况，并允许患儿修改调整。每次生物反馈训练后进行电刺激治疗：选择第5腰椎、第1骶椎、第3骶椎及耻骨联合下缘处为刺激点，进行低频（10～15 Hz）和高频（50～70 Hz）电刺激。初步训练疗程连续2周，每周10次，如效果不佳则增加额外的疗程。孩子在父母的帮助下记录排尿日记（包括排尿频率、液体摄入量、日间漏尿次数和夜遗尿次数），并建议大部分患儿进行 2 个或 2 个以上疗程的训练，并能坚持完成治疗后的家庭骨盆训练，指导每天应用凯格尔运动训练 20 ～ 30 min，保持 1 ～ 3 个月。

4）功能磁刺激治疗

功能磁刺激治疗是利用法拉第电磁感应原理，通过脉冲磁场反复对运动终板进行活化，直接刺激盆底肌的活性，增加肌肉耐力，还可抑制乙酰胆碱酯酶的释放，减少乙酰胆碱的分解，从而改善逼尿肌的收缩能力。功能磁刺激治疗选用磁刺激治疗仪，频率为 0.01 ～ 100 Hz，磁感应强度可达 1~6 T，电流为双向方波，波宽 20 ms，频率 20 Hz。治疗时患儿半躺于治疗椅上，会阴区紧贴座椅标示圆圈前部，双腿展开，全身放松，电极位置在脊柱两侧平髂嵴上缘，皮肤酒精擦拭后粘贴一次性电极片，刺激部位为骶 2、骶 3 神经，频率为 20 Hz，刺激时间 2 s，间歇时间 28 s，时长 15 min，电流强度从小到大维持在患儿能承受的最大限度，不产生疼痛或其他不适。治疗疗程以 1 个月为基础，为开放性，由父母决定，第 1 ～ 10 次为每日 1 次，第 11 ～ 20 次为隔日 1 次。伪刺激仅发出"啪嗒"声而无磁场产生。

在治疗小儿遗尿方面，功能磁刺激治疗效果显著，有 2 项研究评估了磁刺激治疗夜间遗尿症的效果。But 等将 20 例 PNE 患者随机分为试验组和对照组，给予试验组 24 h 的频率为 18.5 Hz、强度为

10 μT、共计8周的功能性磁刺激；给予对照组假性干预，结果提示磁刺激可以明显减少患者尿失禁的次数（$P=0.07$）和改善最大尿意膀胱容量（$P=0.022$）。Khedr等观察了41例单纯性遗尿症患者，将这些患者随机分为试验组和安慰对照组，给予试验组频率为15 Hz、强度为1500 Pulses、共计10次的重复骶髓磁刺激，结果显示，重复骶髓磁刺激可以通过以上机制改善膀胱容量过小和膀胱过度活动，调节外周及中枢神经系统功能，最终使PNE的临床症状得到改善。根据过去的经验，可以分别给予患儿骶神经根和会阴部磁刺激治疗，每个部位治疗15分钟，治疗频率为：每周做6天，每天1次。

总之，康复治疗是治疗遗尿的方法之一。尿流率图形、VUDS的检查报告对患儿有充分的说服力，使他们相信自己"真的不会排尿"，这是治疗成功的第一步。生物反馈会使患儿感觉到盆底肌肉的存在，学会排尿时适当放松这群肌肉轻松排尿，这才是康复物理治疗成功的基石。其次生物反馈联合电刺激、功能磁刺激治疗可以有效改善遗尿患儿尿频、尿急、尿失禁的症状，是一种非常安全、无痛，且无创、不良反应少的治疗措施，易被儿童接受。虽然康复物理治疗遗尿的整体治愈率低，但治疗儿童复杂性遗尿乃至单症状性夜遗尿经康复物理治疗仍是一种值得被考虑的安全且有效的治疗措施。

（喻佳婷　范毛川　宋斌　贾亮花　整理）

25. 随访方法

遗尿的治疗，无论使用什么方法，都需要一定的疗程，短者2～3个月，长者1～2年，因此，治疗遗尿要有耐心。治疗过程中随访也很重要，通过随访可以掌握治疗的效果和病情的变化，为及时调整治疗方案提供参考。

（1）随访检查项目和随访时间

尿常规是患者出现 LUTS 的常规检查，可以帮助排除糖尿病和泌尿系感染等。晨起首次尿比重有助于判断去氨加压素（Desmopressin，DE）治疗遗尿的效果。

排尿日记：排尿日记不仅可以准确计算患儿 FBC 和夜间尿量，判断是否需要进一步的检查以精准指导治疗，还可了解患儿和家属治疗依从性，为治疗提供预后信息，同时根据随访排尿日记判断患儿治疗后的疗效。DE 治疗的儿童在开始和结束服药的 3 天均需要记录排尿日记以判断药物效果。夜间多尿是指至少 50% 尿床夜晚夜间尿量超过同年龄段儿童预期膀胱容量的 130%。膀胱容量小是指小于预期膀胱容量的 65%。一般推荐排尿日记连续记录 1 周。

影像学检查：B 超因其对受检者无损伤、无放射性且重复性高等优点而成为患儿泌尿系统疾病随访的首选。腹部和盆腔 B 超可以发现膀胱壁结构是否异常、PVR 以及上尿路是否有损害。而腰骶部 X 线或 MRI 检查一般适用于 RNE 患儿了解有无脊柱神经病变。

尿动力自由尿流率联合残余尿可筛选患儿是否存在下尿路功能障碍，并判断是否需要进行进一步的压力流率或影像尿动力学检查。随访中 RNE 患者常需要进一步做压力流率测定。

随访时间：一般情况下间隔 1 个月需要随访一次，随访形式可以电话随访或门诊随访，随访时需要检查尿常规、记录排尿日记等。使用抗胆碱能药物一周后需要常规 B 超随访测定残余尿量，如果残余尿量增多，则减少或停用该类药物。

（2）治疗效果判断

ICCS 对遗尿的初治疗效分类如下：①无效：指尿床夜晚数减少 < 50%（治疗最后两周与治疗之前两周相比）；②部分有效：指尿床夜晚数减少 50% ～ 99%；③痊愈：指不再发生尿床。对长期疗效分类：每月再次出现 1 次尿床症状为复发，治疗后 6 个月未复发为继续有效，治疗后两年未复发称为痊愈。去氨加压素和遗尿报警器（Enuresis Alarm，EA）治疗被认为是治疗遗尿的一线方案，两者治疗效果类似，但 DE 的优点为起效慢，EA 的优点是复发率低。DE 的初始用药量一般为 0.2 mg，夜间口服药物后患儿家属需控制患儿饮水量，患儿接受治疗 2 ～ 4 周后需根据疗效调整用药量，建议家属在患儿服药开始和结束各记录 3 天的排尿日记以便医生判断药物的疗效。在随访的过程中也要注意药物的不良反应，当患者出现严重的恶心、呕吐或尿潴留时需暂缓或减少药物口服量。同时在停药的过程中要逐渐减少药量直至停药以降低停药复发率。而 EA 在使用的过程中需要家长帮助唤醒患儿，会严重影响家属的睡眠质量，这也使此方法的随访效果差，随访数据显示无论国内还是国外坚持完成 EA 治疗的比率均比 DE 低。无论是 EA 还是 DE 治疗，其治疗效果均较慢，治疗周期可长达 12 周，这就要求医生在患者

选择治疗方案之初除了与患儿家属进行沟通说明遗尿的治疗见效慢外，还应强调随访的重要性，医生与家属有效且定期的沟通，可降低家属因获取知识的非专业性从而对疾病产生错误认知的概率，增加患儿及家属的依从性，从而增加治疗效果。M 受体阻滞剂适用于 DE 治疗无效患儿，排尿日记提示膀胱容量小或尿动力学检查提示 DO 患儿，服药过程中要注意口干和便秘等不良反应。在儿童的生长发育期每年约有 15% 的遗尿患儿自愈，这就需要医生根据患儿的年龄、家族史等各种因素决定是否要对患儿进行干预，以及何时以何种方式干预。因儿童正处于各系统发育的阶段，定期的随访十分必要。

（3）预防措施

遗尿的预防主要是针对相关致病因素的预防，遗尿的发病相关因素很多，如遗传因素、觉醒功能障碍、膀胱功能障碍、内分泌功能异常等。

1）有家族史患者

尽早干预有遗尿家族史阳性的患儿是发生遗尿的重要预测因素，如果父母一方有遗尿病史，孩子 NE 的发生率为 40%，父母双方有 NE 病史，孩子 NE 的发生率高达 70%。国外的研究显示亲属中存在遗尿症病史，其子女发生遗尿症的风险增加 4 ~ 7 倍，我国最近的研究显示如果亲属中存在遗尿症病史，则其子女发生遗尿症的风险增加 2.48 ~ 5.26 倍。同时，儿童年龄越大，遗尿发病人数中有家族史的所占总体遗尿发病人数的比例越高，这表明有家族史的遗尿儿童其症状不易随着年龄的增加而缓解。临床应对这类患者需给予特别关注和早期治疗。

2）尽早摆脱尿不湿依赖

近年随着经济的发展和人民生活日渐富裕，尿不湿的使用越来越普及，育儿方式也越来越"西方化"，年轻一代的家长已经广泛使用尿不湿。但是，如今人们对尿不湿使用与否影响遗尿儿童等产生了争议。对河南省6065名5～11岁儿童进行遗尿发病率和相关因素的调查结果显示与2006年相比，遗尿的发生率显著提高，使用尿不湿的时间过长是遗尿发生的危险因素，而及早（0～6个月）的开始把尿训练是遗尿发病的保护因素。新生儿期大脑已经参与了排尿控制过程，早期对婴幼儿进行排尿训练可以促进婴幼儿尽早建立起大脑与膀胱之间的反射，获得控尿能力。鉴于使用尿不湿和把尿训练在儿童排尿控制方面扮演着重要角色，应鼓励家长让孩子合理使用尿不湿，并尽早开始把尿训练，降低"尿不湿依赖"的发生率。

3）觉醒功能障碍

尽早进行叫醒训练。觉醒障碍指儿童深度睡眠时，无自主意识地尿床后不能觉醒继续睡觉。在临床中，许多遗尿患儿家长称自己孩子夜间睡眠非常深，不容易叫醒，并伴有尿床。研究发现觉醒障碍患儿比非觉醒障碍患儿夜间遗尿发病率高1.73～2.52倍，其原因可能为：①睡眠和觉醒功能可以直接影响自主神经系统活动，从而减少夜间中枢系统刺激，减少ADH的分泌，从而使得夜间尿量增加，影响儿童夜间控尿。②控制觉醒和抑制逼尿肌收缩的脑干神经核与脑桥排尿中枢非常靠近，觉醒障碍可以导致睡眠时抑制排尿反射的能力下降。对于觉醒障碍儿童行为治疗和觉醒训练为其基础治疗方法。若随访治疗效果不佳，可给予 DE 和警铃疗法。

4）膀胱尿道功能异常

尽早进行排尿训练。膀胱尿道功能异常包括小容量膀胱、DO及尿道不稳定等，伴上述情况的遗尿患者一般多为 NMNE，即患儿尿床同时伴有其他 LUTS。膀胱过度活动患儿一般会伴随膀胱容量降低，膀胱容量的发育（增加）依赖于夜间膀胱的充盈容量，小容量膀胱是遗尿的病因之一，遗尿同时也延缓了膀胱容量的发育。膀胱过度活动和尿道不稳定患儿多数白天有尿频、尿急或尿失禁的症状，盆底电刺激可减少尿道不稳定的遗尿患者遗尿发生次数。

5）夜间多尿

ICCS 和国内儿童遗尿联盟均将夜间多尿定义为夜间尿量 > 预期膀胱容量的 130%，遗尿患儿夜间多尿的原因可能和昼夜 ADH 分泌紊乱有关，或者激素分泌量正常，但摄入含钠和钙成分的食物过多。对于此类患儿，应保持良好的作息习惯，饮食结构调整，睡前排空膀胱，睡前 2 ～ 3 h 应不再进食和大量饮水，口服 DE 等。使用 DE 后夜间膀胱受到的刺激及对大脑的反馈减少，渐渐地大脑恢复了正常的唤醒功能，或许这就是部分 NE 儿童停用 DE 后症状不再复发的原因之一。

（汲凤平　张会清　整理）

参考文献

[1] 文一博，王庆伟，刘欣健，等．去氨加压素单独使用和联合抗胆碱药物治疗儿童单症状夜遗尿疗效的 Meta 分析．中华小儿外科杂志，2017，38（2）：134-138.

[2] 文建国．遗尿症的发病机制及诊断和治疗新进展．郑州大学学报：医学版，2017，52（6）：661-667.

[3] 韩中将，文建国．夜尿症诊断和治疗现状与进展．实用医院临床杂志，2016，13（4）：14-17.

[4] 文建国，翟荣群．遗尿症的诊断和治疗．临床外科杂志，2016，24（2）：98-101.

[5] 文建国，贾智明，吴军卫，等．儿童遗尿的评估和治疗进展．现代泌尿外科杂志，2015，20（1）：4-9.

[6] 中华医学会小儿外科学分会小儿尿动力和盆底学组和泌尿外科学组．儿童遗尿症诊断和治疗中国专家共识．中华医学杂志，2019，99（21）：1615-1620.

[7] 吕麟亚．儿童原发性夜间遗尿症骶神经传导功能研究及阴部神经低频电刺激术疗效观察．重庆：重庆医科大学，2006.

[8] 文建国，蒲青崧．青少年顽固性遗尿症的病因学及治疗研究进展．大理大学学报，2019，4（10）：7-11.

[9] 毕允力，阮双岁，徐虹，等．30 例复杂性遗尿经皮神经调节治疗的初步研究．临床小儿外科杂志，2006，5（2）：85-87，104.

[10] 孙海荣，段志恒．丙咪嗪加小剂量阿托品治疗小儿遗尿症 96 例疗效观察．中国社区医师：医学专业，2010，12（22）：127.

[11] 中华医学会小儿外科学分会小儿尿动力和盆底学组，中华医学会小儿外科学分会泌尿外科学组．儿童膀胱过度活动症诊断和治疗中国专家共识．中华医学杂志，2021，101（40）：3278-3286.

[12] 徐鹏超，文一博，尚小平，等．使用尿不湿对儿童膀胱直肠功能障碍发病

率的影响.中华小儿外科杂志，2019，40（8）：723-727.

[13] 王仲易，杜可，李晨，等.中医儿科临床诊疗指南·小儿遗尿症（修订）.中医儿科杂志，2018，14（1）：4-8.

[14] 王喜臣，李亚红，张珊珊，等.小儿遗尿症的中医研究进展.长春中医药大学学报，2021，37（1）：231-235.

[15] 许苗苗，许丽.推拿治疗小儿遗尿症的临床研究进展.中国乡村医药，2020，27（15）：72-74.

[16] 吴洁，袁梦，吴野，等.骶神经磁刺激联合康复训练治疗儿童原发性夜间遗尿症.中华儿科杂志，2021，59（8）：684-688.

[17] 刁宏旺，李守林，陈进军，等.生物反馈治疗膀胱过度活动症的疗效及影响因素分析.临床小儿外科杂志，2018，17（7）：496-500.

[18] 牛之彬，杨屹.生物反馈联合电刺激治疗儿童功能性排尿失调的初步研究.临床小儿外科杂志，2020，19（11）：991-995.

[19] 文建国，王庆伟，文建军，等.411 例遗尿症儿童和青少年的家族史和家系分析.中华泌尿外科杂志，2007，28（5）：316-318.

[20] 文一博，汪玺正，王一鹤，等.郑州市 6165 名 5 ～ 11 岁儿童夜间遗尿症的现状调查.临床小儿外科杂志，2017，16（6）：559-563.

[21] AUSTIN P F，BAUER S B，BOWER W，et al.The standardization of terminology of lower urinary tract function in children and adolescents：Update report from the standardization committee of the International Children's Continence Society. Neurourol Urodyn，2016，35（4）：471-481.

[22] WANG X Z，WEN Y B，SHANG X P，et al.The influence of delay elimination communication on the prevalence of primary nocturnal enuresis-a survey from Mainland China.Neurourol Urodyn，2019，38（5）：1423-1429.

[23] IKEDA H，WATANABE T，ISOYAMA K.Increased renal concentrating ability after long-term oral desmopressin lyophilisate treatment contributes to continued success for monosymptomatic nocturnal enuresis.Int J Urol，2017，24（9）：698-702.

[24] KHEN-DUNLOP N，VAN EGROO A，BOUTEILLER C，et al.Biofeedback

therapy in the treatment of bladder overactivity, vesico-ureteral reflux and urinary tract infection.J Pediatr Urol, 2006, 2（5）: 424-429.

[25] FERNANDEZ-PINEDA I, PEREZ ESPEJO M P, FERNANDEZ HURTADO M A, et al.Biofeedback and electrostimulation in the treatment of non monosymptomatic enuresis.Cir Pediatr, 2008, 21（2）: 89-91.

[26] ZHANG H W, LIU F L.Biofeedback treatment of functional constipation in children.contemporary Medicine, 2009, 15（7）: 40-41.

[27] KHEDR E M, ELBEH K A, ABDELBAKY A, et al.A double-blind randomized clinical trial on the efficacy of magnetic sacral root stimulation for the treatment of monosymptomatic nocturnal enuresis.Restor Neurol Neurosci, 2015, 33（4）: 435-445.

[28] SONG P, HUANG C, WANG Y, et al. Comparison of desmopressin, alarm, desmopressin plus alarm, and desmopressin plus anticholinergic agents in the management of paediatric monosymptomatic nocturnal enuresis: a network meta-analysis.BJU Int, 2019, 123（3）: 388-400.

[29] SOUZA T M P, DE LIMA G S, PASQUALINI L B, et al.Electrical nerve stimulation therapy in refractory primary monosymtomatic enuresis - A sistematicreview. JPediatr Urol, 2021, 17（3）: 295-301.

[30] JØRGENSEN C S, KAMPERIS K, BORCH L, et al.Transcutaneous electrical nerve stimulation in children with monosymptomatic nocturnal enuresis: a randomized, double-blind, placebo controlled study.J Urol, 2017, 198（3）: 687-693.

[31] RAHEEM A A, FARAHAT Y, EL-GAMAL O, et al. Role of posterior tibial nerve stimulation in the treatment of refractory monosymptomatic nocturnal enuresis: a

pilot study.J Urol，2013，189（4）：1514-1518.

[32] ROSIER P F W M，KUO H C，DE GENNARO M，et al. International consultation on incontinence 2016;executive summary：urodynamic testing. Neurourol Urodyn，2019，38（2）：545-552.

[33] NEVÉUS T，FONSECA E，FRANCO I，et al. Management and treatment of nocturnal enuresis-an updated standardization document from the International Children's Continence Society.J Pediatr Urol，2020，16（1）：10-19.

[34] SAMIR M，MAHMOUD M A，ELAWADY H. Can the combined treatment of solifenacin and imipramine has a role in desmopressin refractory monosymptomatic nocturnal enuresis? A prospective double-blind randomized placebo-controlled study. Urologia，2021，88（4）：369-373.

[35] KETEN T，ASLAN Y，BALCI M，et al. Comparison of the efficacy of desmopressin fast-melting formulation and enuretic alarm in the treatment of monosymptomatic nocturnal enuresis.JPediatr Urol，2020，16（5）：645.e1-645.e7.

[36] BANI-HANI M，ALHOURI A，SHARABI A，et al.New insights in treatment of monosymptomatic enuresis.Ann Med Surg（Lond），2021，67：102470, p1-p5.

[37] XU P C，WANG Y H，MENG Q J，et al.Delayed elimination communication on the prevalence of children's bladder and bowel dysfunction.Sci Rep，2021，11（1）：12366.

[38] HAID B，TEKGÜL S. Primary and Secondary Enuresis：Pathophysiology，Diagnosis，and Treatment. Eur Urol Focus，2017，3（2-3）：198-206.

中国医学临床百家

[39] ELMISSIRY M，ABDELKARIM A，BADAWY H，et al.Refractory enuresis in children and adolescents：how can urodynamics affect management and what is the optimum test. J Pediatr Urol，2013，9（3）：348-352.

[40] SOUZA T M P，DE LIMA G S，PASQUALINI L B，et al. Electrical nerve stimulation therapy in refractory primary monosymtomatic enuresis - A sistematic review. J Pediatr Urol，2021，17（3）：295-301.

遗尿相关知识问答

26. 遗尿（尿床）会影响身体发育吗？

这是所有家长尤为关心的问题。大多数的遗尿儿童经过排尿训练、调整不良生活习惯和及时治疗，随着年龄增加遗尿症状会逐渐消失，不会影响到身体发育。

但是，国外研究显示部分遗尿儿童可能会存在小儿生长发育的迟缓，男孩以运动发育迟缓为主要表现，女孩以语言成熟发育迟缓为主要表现，同时多动症和注意力不集中发生率较正常儿童高。原因可能与中枢神经系统功能成熟延迟有关。多数研究提示遗尿并不会影响小儿体重，但对骨骼发育的影响文献报道不一致。有文献报道，遗尿儿童存在显著的骨龄发育延迟，同时反映可能与调节中枢神经系统功能成熟的延迟机制有关；另一些研究表明遗尿和骨骼成熟之间没有直接关系。此外，中枢神经系统相关的成熟迟缓与骨骼成熟迟缓之间的关系仍有待确定。

长期遗尿会严重影响儿童身心发育，对心理健康造成伤害，应该引起重视。遗尿可能使孩子出现自卑、内疚、恐惧、胆怯、焦虑、紧张等心理问题；当上学时，孩子容易注意力不集中、学习成绩下降、易怒等，有时也会出现恐惧的症状。有文献报道遗尿可能对生殖系统造成伤害，长大后可能会出现男性少精、早泄、阳痿、无精子症等，女性出现月经不调、痛经、头发干枯、不孕等。如果是 SNE，是否影响身体发育？除了遗尿本身，原发疾病也会对身体发育产生影响，比如与糖尿病、尿崩症、泌尿系统畸形、脑发育不全、脊膜膨出、脊髓栓系综合征等有关的遗尿影响身体发育的概率会显著增加。

不论遗尿是否会影响患者的发育，建议家长给予遗尿儿童特殊关注，及时到医院进行检查，并根据检查结果进行针对性的治疗，以免影响发育。

（贾茹　整理）

27. 如何判断遗尿儿童排尿功能是否正常？

门诊经常遇到遗尿儿童的家长来询问自己孩子的排尿功能到底有没有问题，遗尿是否由排尿功能异常引起。实际上，回答这个问题并不难。想要了解尿床孩子排尿功能是否正常，可以通过下面的方法来判断，包括详细询问病史、记录排尿日记（排尿频率/尿量表）、体检及尿动力学检查等。询问病史包括排尿的方式、白天排尿异常症状（尿频、尿急、尿失禁、排尿延迟、腹压排尿、间断排尿、异常排尿姿势、有无尿失禁等）及有无神经系统和先天性疾病、泌尿系感染史和相关手术信息等。

排尿日记又称排尿频率/尿量表，指在不改变生活状态和排尿习惯的基础上，连续记录（一般 72 小时）摄入液体和排尿时间、每次尿量、尿失禁次数及失禁量等指标，它可较为客观地反映患者的排尿状态，对评估排尿是否异常和出现排尿异常后的随访治疗效果非常有用。通过排尿日记不仅可准确计算患儿 FBC 和夜间尿量，判断是否伴有 LUTS 和烦渴症等以决定是否需要进一步检查；还可了解患儿和家属治疗依从性，为治疗提供预后信息。

体格检查应注意外生殖器检查，男孩是否有包茎，女孩是否有小阴唇粘连等，需要评估会阴部感觉、腰骶反射（足尖站立）、肛门反射和球海绵体反射。腰骶部和会阴部检查与下肢的神经系统检查有助于发现脊柱发育异常。腰骶部 SBO 常有相应部位的背部包块、小凹、多毛、色素沉着、臀裂不对称和异常步态、异常腱反射、不对称性足萎缩和高足弓等；内裤潮湿可能提示白天尿失禁。

尿动力学检查是了解是否有排尿功能障碍的最好方法。自由尿流率联合 B 超测定 PVR 是筛选患儿是否存在下尿路功能障碍的最常用方法。Qmax 显著降低、排尿时间延长，或不明原因残余尿量增多都提示膀胱功能可能有问题，需要进一步检查，如进行膀胱测压（压力流率）检查等。充盈期膀胱和尿道同步测压有助于发现是否伴有 DO 和尿道不稳定。夜间动态尿动力学监测更符合患儿尿床发生的生理条件，明确患儿夜间膀胱功能障碍的类型及严重程度。

尿动力学检查能将排尿异常的症状用图和数字表现出来并为排尿障碍提供病理生理的解释，为临床制定正确治疗方案和客观评估治疗疾病转归提供客观依据。

上述检查是最常用的确定排尿功能障碍的工具，能基本判断排尿是否正常以及提示排尿功能障碍的病因和分类。其他辅助检查包括泌尿系统 B 超、X 线、CT 和 MRI 等，能帮助进一步了解尿路形态及其支配神经系统是否异常。

（贾茹　整理）

28. 孩子长大后尿床会自然好吗？

很多家长误认为遗尿（尿床）的孩子长大都会好，因此不需要专门治疗。实际上，相当比例的孩子长大成人后尿床仍好不了。

国内外调查资料显示，按照每月尿床 2 次以上统计，12% ～ 20% 的 6 岁儿童仍尿床，也就是说十个儿童中仍有 1 ～ 2 个会尿床，以后每年仅有 15% 的孩子停止尿床，到上大学时仍有 1% ～ 2% 的大学生有尿床的现象。最近，郑州大学第一附属医院尿控团队调查了我国儿童和青少年尿床的发生率，结果显示随着儿童的生长，尿床患病率逐年下降，但是不会降到零，仍有 1% 左右的患病率（图 24）。ICCS 的资料显示，无论是严重遗尿（每晚都尿床）还是轻度遗尿（偶尔尿一次床），都有 1 ～ 2% 的患者成人时仍遗尿（图 25）。如果父母一方有尿床病史，孩子尿床的发生率为 40%；如果父母双方有尿床病史，孩子尿床的发生率高达 70%。有遗尿家族史的遗尿儿童更不容易自愈。有隐匿性脊柱裂的遗尿患儿在治疗上也存在明显困难，不容易自愈。此外，调查显示，从小尿不湿过度使用及把尿或排尿训练延迟可以引起儿童遗尿患病率增加，估计这些儿童遗尿自愈的可能也会受到负面影响。

遗尿是一个与多因素相关的复杂疾病，虽然每年都有一定的自愈率，但并不是所有患者都会随着生长发育而自愈。因此，遗尿应引起家长重视，5 岁以后孩子仍尿床，要积极到医院尿控门诊就诊，有遗尿家族史和隐匿性腰骶部脊柱裂的尿床患者更要提早诊治。

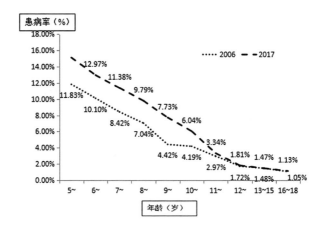

图 24　遗尿患病率随着年龄增加而降低，18 岁时降为 1% ～ 2%

（资料来源 The influence of delay elimination communication on the prevalence of primary nocturnal enuresis-a survey from Mainland China. Neurourol Urodyn, 2019, 38（5）: 1423-1429）

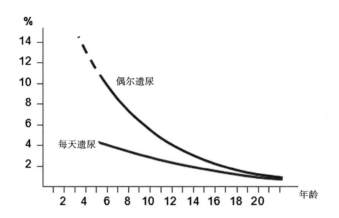

图 25　每天遗尿和偶尔遗尿的儿童成年后仍有 1% ～ 2% 患病率
（资料来自 ICCS 尿床数据库）

（文一博　整理）

29. 遗尿与大脑发育延迟有关吗？

许多遗尿症孩子常有夜间觉醒困难，常有家长怀疑这是不是由大脑发育延迟或大脑排尿中枢发育障碍引起的？本书已经介绍了遗尿是一种睡眠中发生的尿失禁，即不能控制排尿。而控制排尿"司令部"主要是位于大脑的神经回路，包括丘脑、脑岛、外侧前额叶皮层、内侧前额叶皮层和中脑导水管灰质区。如果患者遗尿或不能控制排尿，家长自然会联想到可能是大脑出了问题。

PNE 患者都是自幼尿床，患者 5 岁以前被认为是自然现象，5 岁以后则被诊断为遗尿症。有研究发现遗尿患儿容易在从慢波睡眠觉醒时发生遗尿，并且其发生与快速动眼睡眠无关，而且遗尿症儿童在遗尿时睡眠模式未发生改变，此发现支持婴幼儿中枢神经系统不成熟，不能抑制睡眠时排尿反射从而导致遗尿的观点。有学者对遗尿儿童进行脑电图研究，发现 NE 儿童过度换气频率增加，可能和大脑皮质发育成熟延迟有关。也有学者通过脑电图发现夜遗尿症儿童左侧颞叶和双侧额叶 α 波活性降低，右侧颞叶 δ 波活性增加，认为遗尿患儿脑发育成熟不足。有文献报道，具有阳性家族史的遗尿患儿具有显著的皮质成熟障碍，这主要是由脑干核团异常引起的。而下丘脑或更低水平的中枢神经系统某些神经核团功能成熟延迟可引起觉醒障碍。功能磁共振等影像研究发现，遗尿患儿左前额叶和脑桥 NAA 与总肌酐比值、NAA 与胆碱比值均明显降低，提示这些区域功能障碍或发育不全。反应抑制指大脑抑制由某一刺激引起的动作反应能力，在控制排尿过程中发挥重要作用，但遗尿患儿在执行反应抑制任务如停止信号任务时，额前皮质活动异常且在休息时出现自发脑电活动改变。左前额叶是控制和调节认知活动的最高控制中枢，且儿童左前额叶成熟较右侧额叶延迟。因此，遗尿患儿排尿控制中枢功能异常可能是由左前额叶发育延迟引起的。

排尿控制中枢随着年龄增长逐渐成熟，解释了遗尿发病率随着年龄增长逐渐降低这一现象。虽然婴幼儿大脑中枢已经部分参与排尿的控制，但尚未发育到能够完全控制排尿的程度。5 岁以后小儿大脑皮层发育完全，可控制机体排尿反射，若发育不全，睡眠中大脑皮层控制能力下降，则容易出现遗尿。SBO 儿童遗尿的发生率较高这一点也支持 SBO 可影响腰骶神经发育、影响排尿控制功能发育导致遗尿发生的推断。

总之，排尿控制中枢发育延迟在其发病机制中发挥重要作用，婴幼儿把尿训练和如厕训练已被证明可以促进排尿控制能力的提高，也提示通过促进大脑控制排尿能力的发育有利于治疗遗尿，为加强排尿训练促进排尿控制中枢发育提供了依据。

（张晨阳　蒲青崧　整理）

30. 遗尿是心理因素作祟吗？

有些遗尿儿童存在心理障碍和性格孤僻，这使部分家长误认为心理障碍是遗尿的原因。遗尿是心理因素作祟吗？答案显然是否定的。

众所周知，儿童夜遗尿虽不会对患儿造成急性伤害，但长期夜间遗尿常常给患儿及其家庭带来较大心理压力，造成孩子产生心理障碍，如自卑、焦虑、胆小。久而久之，则会表现为性格内向、孤僻、发怒等。不可否认，部分儿童心理障碍会反过来加重遗尿的症状。文献报道 20% 的遗尿儿童至少有一种心理障碍，而遗尿儿童的心理障碍是非遗尿儿童的 1.3 ～ 4.5 倍。遗尿患者的抑郁评分比正常儿童高，而自尊比正常儿童低。此外，遗尿增加了青少年的社交焦虑，使孩子不敢参加在外过夜的集体活动，如夏令营；不敢在亲戚朋友家中过夜；甚至不敢带同学回家，怕别人看到"湿"的被褥。久而久之，加重了遗尿儿童的心理负担。

睡眠昏沉、难以觉醒为遗尿症的突出表现。注意力不集中、好动或不能久坐、上课走神等现象的发生，直接影响大脑神经系统功能及其发育，影响孩子的学习能力和身体发育。孩子尿床也严重影响父母的生活质量，他们需要经常更换和清洗被褥，使其增加了不必要的工作量。有些父母会半夜起床叫孩子排尿，导致他们隔日上班常常无精打采，工作效率降低。有些父母认为尿床是孩子的过错，常常责骂或体罚他们的孩子。这些行为非但不会使孩子的病情得到控制，反而增加孩子的心理负担。

如何评估遗尿儿童是否有心理异常？临床医师可以通过询问遗尿患儿病史、精神检查、问卷调查和其他辅助检查，最后依据诊断标准做出诊断。只有在诊断过程完成并与父母和孩子讨论后，才应计划干预措施。如果遗尿患儿存在心理障碍，需要积极对患者进行心理疏导，如果效果不佳，则需要药物治疗。总之，尿床不是孩子的过错，家长应对孩子有足够的耐心，做他们坚实的后盾，相信遗尿的治愈指日可待！

（赵莹　整理）

31. 遗尿的危险因素有哪些？

遗尿病因复杂，除了目前公认的病因如膀胱功能异常、觉醒障碍和夜间多尿以外，还与许多其他因素有关。这些因素能够导致遗尿的患病率上升或使遗尿治疗困难，称之为遗尿的危险因素，比如家族遗传史、精神心理因素、性别、照顾者受教育水平低、长期使用尿不湿、阻塞性气道疾病、肥胖症、药物应用等。这里简要介绍遗尿的危险因素。

（1）家族遗传史

有大量研究证实遗尿具有家族遗传性。研究显示双亲遗尿的儿童遗尿患病率达 77%；父母中一方遗尿的儿童患病者占 44%；而无遗尿者的后代发病率为 15%；同卵双胞胎如一方患遗尿症，另一方患病的可能性是 68%。在一项横断面研究中，如果父母一方遗尿，儿童在童年时期患遗尿症的风险要高出 5～7 倍，如果父母双方都患有遗尿，那么风险要高出 11 倍。本书作者团队调查发现，有无遗传史原发性的患病率分别为 12.72%、0.80%；文献报道发现 *13q*、*22q11*、*12q* 基因位点可能与遗尿相关。

（2）精神心理因素

精神心理问题和遗尿往往相互影响，心理问题可能是遗尿的病因，而遗尿往往也会导致心理问题，类似于先有鸡还是先有蛋的问题。遗尿儿童先缺乏自尊，后出现心理问题；精神发育障碍，如多动症，在遗尿症儿童中比例过高，反之亦然。研究表明，学习成绩差、性格内向、注意缺陷多动障碍和其他行为障碍在遗尿患儿中的发生率更高，但目前尚不清楚遗尿症和多动症之间存在联系的原因，需要进一步研究。孩子生活中的重大事件，如兄弟姐妹的出生、父母的分离、巨大的心理压力、遭遇性虐待、家庭暴力等精神创伤也会导致孩子反复遗尿。总之，遗尿患儿的精神心理问题需要医生和家长重点关注。

（3）性别、照顾者受教育水平

性别、照顾者受教育水平等因素对遗尿发病率的影响文献报道结果不一。Butler 等报告英格兰地区女童对夜间膀胱控制的发育优于男童；而 Kanaheswari 等报告性别差异并非遗尿发病率的影响因素。作者团队的研究也表明，在中国，性别、照顾者受教育水平等因素和遗尿症发病率无关。性别、照顾者受教育水平是否是遗尿的危险因素还需要进一步研究。

（4）长期使用尿不湿

近年随着经济的发展和人民生活日渐富裕，尿不湿（纸尿裤）的使用越来越普及，育儿方式也越来越"西方化"，现代家长已经广泛使用尿不湿。研究显示尿不湿的使用与遗尿患病率有一定关系，尿不湿的长期使用是遗尿患病率高的危险因素。随着尿不湿的大量使用，家长推迟或者摒弃了对婴幼儿进行的把尿训练。Joseph 研究也指出，"越晚越好"的儿童导向训练法与尿路感染、不稳定膀胱、尿频、尿失禁等儿童 LUTS 及儿童排泄问题有一定关联，长期使用尿不湿后，由于习惯了尿不湿的感觉，有的孩子出现"尿布依赖"，即去掉尿不湿后，出现大小便失禁和焦虑等。

（5）阻塞性气道疾病

遗尿和阻塞性气道疾病之间关系的研究发现，气道手术，特别是扁桃体切除术后，遗尿症的好转率达到 50% 甚至更高，远远高于患儿自愈率。针对这一现象，可能的一个病理机制是气道阻塞解除后，睡眠模式的改变导致膀胱充盈时更容易觉醒。还有一个假设是，扁桃体切除术后，气道阻塞减轻，吸气时胸腔负压减小，心房钠尿肽分泌减少，导致钠的分泌减少从而使晚间尿量减少，遗尿相应好转。

（6）肥胖症

肥胖儿童和青少年更加容易患遗尿症。在美国，儿童和青少年肥胖症发生率高达 16.9%，所以美国儿童和青少年患遗尿症的风险更高。肥胖儿童和青少年有较高的概率合并阻塞性睡眠呼吸暂停和 2 型糖尿病可能是肥胖儿童青少年遗尿症的患病率高的解释之一；此外，心理和行为障碍在肥胖儿童和青少年中更加普遍，这三个因素相互影响并形成恶性循环，导致肥胖儿童与青少年遗尿症高发病率间的相关性。遗尿症可能是被肥胖儿童和青少年低估的并发症，值得密切关注，以避免对这些已经心理负担过重的儿童和青少年增加不必要的心理困扰。

（7）药物相关性遗尿

摄入治疗精神病药物如治疗精神分裂症的药物丙戊酸钠也可引起遗尿。研究报道，使用丙戊酸钠诱发的遗尿症发病率为 2.2% ~ 24%。但应用丙戊酸钠引起遗尿的机制尚未查明，目前有三种假设：①丙戊酸钠刺激了口渴中枢，造成患者大量饮水；②丙戊酸钠增加了胆碱能神经的活性，引起 DO；③丙戊酸钠造成了深度睡眠时间延长，慢波睡眠活动增加，觉醒困难。让医生和家长放心的是，停用丙戊酸钠后，患儿遗尿会逐渐好转，不会造成长期影响。

（蒲青崧　胡绘杰　整理）

32. 遗尿是肾脏产尿过多引起的吗？

肾脏产尿过多确实是引起遗尿的原因之一，但并不是所有遗尿儿童的病因都与肾脏产尿过多有关。肾脏产尿过多大约占所有遗尿儿童病因的 1/3。

肾脏多尿，尤其是夜间多尿在遗尿发病机制中扮演着重要角色。夜间肾脏多尿会导致患儿膀胱内储存大量尿液，膀胱压不断升高，当升高到一定程度且患儿不能醒来小便时就会引起患儿遗尿。夜间多尿发生原因包括睡前饮水太多、ADH 敏感性下降或者 ADH 分泌减少。陈咏梅等调查 252 例遗尿患者发现出现 OAB 者 28 例（11.11%）；出现 FBC 减少者 121 例（48.02%）；夜间多尿者 51 例（20.23%）；夜尿多尿及 FBC 减少者 16 例（6.35%）；夜间尿量和膀胱容量正常者 64 例（25.40%）。

研究表明，大多数遗尿儿童的夜间多尿是由 ADH 的昼夜分泌节律失常导致的。正常尿量分泌昼夜节律在儿童尚小时逐渐获得，表现为夜间尿液浓缩、夜间产生尿液总量低于白天尿量一半，而尿液渗透压相应增加。夜间 ADH 分泌减少会使患者肾脏浓缩功能降低，产生大量低比重尿液，从而出现夜间多尿，是遗尿症重要的发病机制之一。夜间多尿患儿除 ADH 节律异常外，还存在其他肾脏节律的异常，如醛固酮、血管紧张素 II 和前列腺素 E_2 异常引起的多尿。夜间多尿的原因还与夜间高尿钠、高尿钙及水通道蛋白（AQP2）分泌异常有关。遗尿患儿老年时发生夜间多尿的概率高于非遗尿儿童，提示夜间多尿可能会伴随终生。

ICCS 和国内儿童遗尿联盟均将夜间多尿定义为夜间尿量＞预期最大膀胱容量的 130%。夜间尿量是指从晚上入睡后到次日早上醒来后产生的尿量的总和，包括夜间排尿量、尿垫增重量和晨起首次排尿量。文献报道最初 130% 只是研究人员根据自己的经验为了研究方便而下的一个定义，进而演变为专家共识。

（刘欣建　整理）

33. 遗尿与膀胱功能障碍有关吗？

研究显示膀胱功能障碍是部分儿童遗尿发生的重要原因。该部分遗尿儿童的功能膀胱容量比对应年龄的正常膀胱容量较低，容易发生尿床。许多遗尿儿童白天觉醒状态下膀胱、尿道功能多正常，但在夜间睡眠时却出现尿道或膀胱功能障碍。

膀胱功能障碍主要包括 FBC 减少、DO 等。遗尿儿童中 15% ～ 30% 发生过白天尿失禁。膀胱容量小（膀胱容量小于预期膀胱容量的 65%）可以分为真性小膀胱容量和假性小膀胱容量。前者是指膀胱容量本身发育较小；后者是指各种原因如 PVR 增多、VUR 等引起的 FBC 减小。数据表明约有 1/3 患儿存在夜间 DO，夜间 DO 与患者睡眠时大脑高级中枢对低级排尿中枢抑制效应减弱有关，导致储尿期膀胱逼尿肌不能完全松弛，膀胱壁紧张，张力升高，顺应性下降，储尿期容量降低，较小膀胱容量即可引起排尿反射，发生排尿。

尿道不稳定是 RNE 的病因之一。Penders 等观察了 31 例 RNE 患儿，其中单纯尿道不稳定者 14 例，同时伴有尿道不稳定和者 DO 11 例，单纯 DO 者 3 例。遗尿患儿中 DO 的发生率为 28% ～ 93%，逼尿肌 - 括约肌协同失调发生率为 73%。DO 和尿道不稳定的患者多数白天具有明显的尿急、尿频或尿失禁症状，需要进行尿动力学检查。如果发现 DO 患儿有上述病情则需首先纠正膀胱和尿道功能异常。文建国团队用膀胱尿道同步测压观察 RNE 患者，发现尿道不稳定是普通治疗方法效果不好的重要因素。这些 RNE 患者通过盆底电刺激治疗尿道不稳定后遗尿的发生次数显著减少，这为 RNE 的治疗提供了新方法。

（刘欣健　整理）

34. 遗尿真正的原因是什么？

每个父母心中都会存在这些疑惑：为什么我的孩子会出现尿床呢？我孩子遗尿的真正原因是什么？实际上，目前关于遗尿确切的病因及发病机制仍不清楚，较多研究认为是多种因素共同作用的结果，如与排尿控制功能发育迟缓、睡眠觉醒功能障碍、ADH 分泌异常或夜间肾脏分泌尿液过多、遗传因素、精神和行为因素、高钙尿症等有关。同时一些器质性疾病也可直接引起遗尿。治疗遗尿有时需要小儿泌尿外科、小儿肾病科及精神科等医生的共同参与，找到其发病原因进行精准治疗是成功的关键。对遗尿的各种病因简要总结如下。

排尿控制功能发育延迟：在新生儿时期，儿童的大脑就已经参与到排尿过程中，而控制排尿的中枢神经系统、储存和排出尿液的膀胱和尿道发育延迟均可引起遗尿。多数遗尿可以随着年龄增长和排尿控制能力的增加而自行缓解，如果排尿控制能力发育延迟，则5岁以后的儿童遗尿继续存在。

遗传因素：遗尿是一种与遗传相关的儿童常见疾病。许多学者对夜遗尿进行了分子遗传学的研究。Hollmann对42例遗尿儿童进行基因分析，发现 *13q*、*12q* 和 *8q* 有明显异质性，而非遗尿儿童无染色体异质性。文建国等对94例阳性家族史夜尿患者进行家系研究，其中父亲49%、母亲9%、父母6%、同胞兄弟姐妹6%、祖父母和外祖父母30%的可能存在PNE病史。14%家系符合常染色体显性遗传，其中3%为高外显率，11%为低外显率，2%符合常染色体隐性遗传，84%遗尿家系为散发，提示遗尿的遗传模式为多种遗传方式共存。

ADH分泌异常或夜间肾脏分泌尿液过多：目前多认为夜间ADH分泌不足导致的夜间尿量增多和膀胱功能性容量减小是遗尿的主要病因。Geoge研究正常人ADH 24小时的分泌变化，表明正常人夜间ADH分泌增加，使夜间尿量少于白天。随后的三项研究均显示夜遗尿儿童夜间的ADH分泌未增加，即ADH分泌缺乏正常人的节律变化；遗尿儿童分泌的尿液比正常儿童在夜间产生的尿液更稀，夜间睡觉时产生大量稀释的尿液超过白天膀胱功能容量，导致了遗尿的发生。正是鉴于这些发现，人们开始尝试将ADH应用于治疗儿童遗尿症，取得了较好的疗效。

膀胱功能紊乱：主要包括 FBC 减少、夜间 DO、尿道不稳定等。尿动力学检查可以明确是否存在膀胱尿道功能异常。

睡眠觉醒功能障碍：多数遗尿儿童伴有夜间唤醒困难，且唤醒后意识不清楚，夜间多尿和膀胱功能障碍并不能解释 PNE 患儿晚上遗尿时不能醒来自行排尿，针对觉醒困难的患者进行觉醒治疗，可以明显提高遗尿的治愈率，提示觉醒障碍是 PNE 重要的发病机制之一。位于脑桥背侧大脑背盖的排尿中枢巴林顿核紧邻与睡眠觉醒有关的去甲肾上腺素能的蓝斑核与胆碱能蓝斑下核，而且蓝斑核由神经元延伸到分泌去氨加压素的下丘脑并形成连接。排尿中枢与睡眠中枢的这种紧密联系提示睡眠觉醒异常与 LUTS 之间存在联系。

（杨兴欢　整理）

35. 便秘会影响遗尿吗？如何治疗？

在遗尿门诊经常会遇到家长提问：我家宝贝明明来看尿床等小便方面问题，医生怎么一直在问便秘等大便方面的问题？

这首先要从膀胱与直肠的相互关系谈起。人在胚胎时期大便、小便，以及生殖道都是同一个排泄腔道，胚胎发育的时候，直肠会先与生殖道及泌尿道（膀胱和尿道）分开，然后泌尿道再与生殖道分开。大小便都是共同开口这在鸡、鸭等鸟类中是正常的，但是有些孩子的发育停留在这个时期，就会成为排泄腔道异常症，包括肛门闭锁、膀胱外翻症等。若泌尿道与生殖道无法完全分开，称之为持续性泌尿生殖道，这在少数的女婴中会被诊断出来。所以，从胚胎学的角度来看，大小便曾有个共同的通道，类似于鸟类的"泄殖腔"。

大脑与脊髓的排尿与排便中枢也都非常靠近，容易互相产生影响。将直肠用水球撑大以模拟便秘的情形，可以发现膀胱容量会变小。因此大便出问题，小便也可能出状况。有人通过一些观察发现，便秘的孩子容易出现尿床／尿失禁、泌尿系感染，乃至尿液反流到肾脏等。将便秘治疗好以后，上述排尿异常现象会部分消失或改善。有尿床／尿失禁、泌尿系感染的儿童也有很大的比例会出现便秘。不将便秘及其相关的排尿障碍治疗好，尿失禁就不容易治好，反而容易反复发生泌尿道感染。所以无论是从胚胎学还是神经学的结果来看，大小便彼此间相关性很高。因此，父母们应知道如何诊断便秘，进行初步的处置与预防。

便秘是指粪便在肠管通过困难，运行时间长，排出次数减少，排出受阻并伴有直肠坠胀、排便不尽感等痛苦的一组症状。便秘分为器质性便秘和 FC。FC 是指排除肠管器质性病变（如肿瘤、炎性病变等）、全身系统性疾病（如神经系统、内分泌系统等）及药物等继发性因素所致的便秘。FC 的诊断主要基于患者的临床症状，依据罗马Ⅲ诊断标准，FC 需要排除肠道及全身器质性疾病及其他因素导致的便秘并符合以下标准：①必须包括以下 2 个或 2 个以上的症状：至少 25% 的排便感到费力；至少 25% 的排便为块状便或硬便；至少 25% 的排便有排便不尽感；至少 25% 的排便有肛门直肠的阻塞感；至少 25% 的排便需要人工方法辅助（如有肛门直肠的阻塞感）；至少 25% 的排便需要人工方法辅助（如指抠、盆底支持）；每周排便少于 3 次。②如果不使用泻药，松散便少见。③诊断肠易激综合征依据不充分。患者须在诊断前 6 个月出现症状，在最近的 3 个月满足诊断标准。当存在便秘时，乙状结肠和直肠膨胀扩张，可压迫膀胱后壁，从而使膀胱敏感度增加、逼尿肌无抑制收缩而引起遗尿等。

便秘治疗的四大原则：①通便，使大便通畅；②软化大便与促进肠蠕动；③持续性治疗；④预防复发。便秘的治疗方法包括：①一般治疗：养成良好的排便习惯，定时如厕，集中注意力；调整饮食结构，保证每日充足的水分摄入，多进食蔬菜、水果及富含纤维素的食物；增加体育锻炼可增加腹肌收缩力，促进胃肠蠕动及粪便排出，避免久坐、不动等不良习惯；腹部热敷按摩，可改善胃肠道功能。②药物治疗：渗透性泻剂：适用于轻、中度便秘患者，在临床中应用最为广泛，代表药物有聚乙二醇、乳果糖、山梨醇等，此类药物口服后在肠道内形成高压状态，吸收水分，增加粪便体积，刺激肠道蠕动。润滑性泻剂：适用于粪质干硬的患者，代表药物有液状石蜡、开塞露、麻仁润肠丸等，通过润滑肠壁和粪便，阻止水分吸收，达到通便作用。微生态制剂：便秘患者肠道微生态环境改变，主要表现为对人体有益的双歧杆菌数量明显减少，潜在的致病菌及外来致病菌过度生长，产生便秘等肠道功能失调等症状，双歧杆菌三联活菌制剂可改善肠道微生态环境。③生物反馈治疗：生物反馈治疗是一种基于行为医学的生物治疗方法，可松弛痉挛的盆底肌，调整盆底肌排便的协调作用，具有操作简便、无不良反应、无依赖性、操作非侵入性、易耐受、可门诊治疗等优点，针对排便不协调人群是一种特别有效的治疗措施。

病案举例：

男性，7 岁，以"夜间遗尿合并便秘 1 年余，加重 5 天"为主诉就诊。1 年前夜间遗尿频率约 1 次 / 周，调节饮食及行为治疗，效果欠佳。现夜间遗尿频率约为 3 次 / 周，经常 3 ～ 5 天排大便一次且大便干结。超声显示泌尿系未见异常，但是发现盆腔内干结大便块。骶椎 X 线平片及骶椎 MRI 未见神经系统器质性疾病。尿动力学检查无残余尿，膀胱充盈期可见逼尿肌无抑制性收缩波。

诊断：NMNE 合并 OAB、FC。

治疗：奥昔布宁口服，每天使用开塞露润肠排便，并口服双歧杆菌三联活菌制剂，饮食多添加蔬菜、水果等。治疗 2 个月后，患者便秘和夜间遗尿得到了明显改善，随访遗尿次数减少为 1 ～ 2 次 / 月。

（徐鹏超　整理）

36. 每个遗尿儿童都一样吗？

所有儿童遗尿都一样吗？答案是否定的。临床很难找到两个完全一样的病例。也就是说，每个遗尿儿童都是不一样的。

首先，遗尿的病因和相关因素多，遗尿儿童的病因和相关危险因素各不相同。遗尿是一个复杂的疾病，目前学术界针对遗尿症的病因尚无统一定论，多数学者认同遗尿症具有多因素病因，主要为夜间尿量和膀胱容量间的不匹配，伴有夜间膀胱充盈觉醒神经控制异常。常见相关致病因素包括遗传因素、精神因素、内分泌因素和中枢神经系统神经递质及受体异常等。

其次，遗尿有不同的分类，遗尿儿童可根据其发生的特点，将遗尿分为 PNE 和 SNE，其中 PNE 无明显原因，虽然专家多认为其与膀胱尿道功能异常、觉醒功能异常和夜间多尿等（图 26）有关。无论是自愈还是经过治疗，只要曾经有过连续 6 个月的不尿床期，就可以诊断为 SNE。SNE 常有明显的病因，如包皮过长、先天性尿道畸形、NB、尿路感染、尿崩症、糖尿病和癫痫等其他系统或全身性疾病。SNE 儿童多经历过家庭不良事件，伴随精神异常的概率更高，治疗更加困难。根据是否伴有白天 LUTS，可以将遗尿分为单症状性夜遗尿和非单症状性夜遗尿，单症状性夜遗尿又可分为夜间多尿型、膀胱功能异常型、尿道功能异常型、混合型（同时存在前面几种类型）、其他型（既无夜间多尿也无膀胱容量小）5 种类型，该分型可以作为选择一线治疗方案的依据。根据是否有家族史（遗传），可能是家族遗尿或非家族性遗尿。根据治疗难易程度，可能属于 RNE，其特点为经过正规治疗 3 个月后疗效欠佳或者停药后复发。即使是同一类型的遗尿，相同的治疗方法，不管是一种治疗方法还是联合治疗方法，可能治疗效果也不同。此外，遗尿儿童和家长对治疗的依从性也不一样。

遗尿症的治疗方法非常多，主要包括基础疗法、报警器疗法、药物疗法。根据其病因和类型不同，遗尿儿童的治疗方式也是不一样的，因此，儿童遗尿的治疗要在 ICCS 和国内相关指南和专家共识的基础上实施个体化治疗和辨证施治，才能取得较好的效果。遗尿的基础治疗贯穿治疗的全过程，主要包括作息饮食调节、行为治疗、觉醒训练与心理治疗。遗尿症的治疗首选病因治疗，具体治疗方案需要根据患儿家长及患儿的表现、治疗目的、体格检查和当地医疗资源进行选择。大多数遗尿症患儿的遗尿症状可随年龄增长改善。因此，干预措施应该个体化，并注意对患儿的心理疏导和人文关怀。

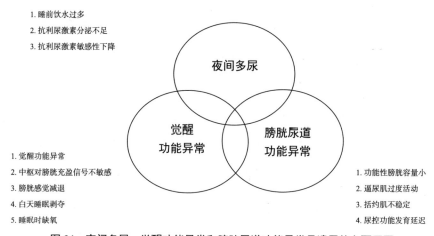

图 26　夜间多尿、觉醒功能异常和膀胱尿道功能异常是遗尿的主要原因

（田广润　整理）

37. 遗尿要做什么检查？会痛吗？

很多家长带孩子到医院看病都很害怕做检查，担心检查引起疼痛或身体不适。但是不用担心，遗尿儿童的诊断和治疗常不需要很痛苦的检查。95% 的遗尿儿童只需要非侵入性的检查，在无痛的情形下就可以完成检查。因为遗尿是一个相对复杂的疾病，分很多类型，例如单症状性夜遗尿和非单症状性夜遗尿等，不同的遗尿类型治疗方法不尽相同，膀胱尿道功能类型或相关病因也不同。因此，在制定有效的治疗方案前，医生常需做一些必要的检查，才能找出或排除问题，对症下药。初诊患者需要做的检查多为无创检查，如尿常规、UFM 和 B 超测定残余尿量等。

做检查前，医生会询问尿床相关病史和做详细的体格检查，询问孩子夜晚尿床次数、每次尿量，有无尿路感染、糖尿病、肾脏疾病、神经系统疾病、便秘和抑郁等。除一般的体格检查外，还会检查腰骶部有无包块、毛发有无异常、皮肤有无凹陷、有无脊柱裂等。排尿日记也是了解儿童膀胱功能的一项重要检查方法，家长记录儿童的排尿量、喝水量、排尿时间，以及是否有漏尿、急尿感或排尿困难等情形，就可以协助医生全面了解儿童的排尿行为及尿床状况，以作为病因判断与治疗的依据。

常做的实验室检查有尿常规检查，无创尿动力学检查包括自由尿流率、B 超测定排尿后残余尿量、泌尿系统超声、腰骶部 X 线检查等。发现问题后会做进一步检查如核磁共振、PFS 等。这些检查大多都是无痛的。尿动力学检查为微创检查，需要经尿道、膀胱留置很细的测压管（如复习笔芯粗细）以测定压力。微创尿动力学检查包括膀胱压力容积、膀胱压力流率测定、影像尿动力和动态尿动力学检查等。根据需要了解的内容不同，患者需要采用不同的尿动力学检查方法。这些检查会使患儿感到些许不适和检查有轻微尿痛，多饮水后疼痛会很快消失。膀胱尿道功能类型确定之后，就可以依据不同的类型给予对应的治疗。

（张科　整理）

38. 什么类型遗尿需要尿动力学检查？

孩子5岁以上还尿床，且一个月超过一次的话，最好及时检查治疗。虽然有些情况是孩子长大了就会好，但有些却不会自愈，且遗尿持续时间越长，孩子的身心受到影响越大，越容易自卑、自闭等。尿动力学检查是评估膀胱和尿道的最好方法，能帮助评估排尿功能障碍。许多遗尿儿童家长经常询问是不是所有的遗尿儿童都需要做尿动力学检查？

尿动力学检查包括非侵入性尿动力学和微创尿动力学。非侵入性尿动力学包括排尿日记、尿流率＋超声残余尿量测定、泌尿系超声等；微创尿动力学包括膀胱测压、膀胱压力流率测定、VUDS检查、动态尿动力学监测等。最新的儿童遗尿诊断和治疗中国专家共识推荐应对遗尿患儿常规进行尿流率和超声测定残余尿量筛查。如果发现Qmax显著降低和排尿时间延长，或不明原因残余尿增多都提示膀胱功能可能有问题，需要进一步检查，如进行膀胱测压（压力流率）检查等。可见，所有的遗尿儿童都需要做无创尿动力学检查，即排尿日记、尿流率＋超声残余尿量测定、泌尿系超声等。需不需要做微创尿动力学检查根据是否有下列指征来判断：①尿流测定发现不明原因的残余尿增加；②怀疑有膀胱或尿道功能异常者；③诊断为 NMNE 和 RNE；④需要鉴别 NB 者。

通过尿动力学检查，可明确膀胱功能障碍的类型，更精准地治疗夜间遗尿。动态尿动力学监测可以更准确地反映膀胱和尿道的功能，与 24 小时动态脑电图一样，检查期间孩子也可以正常活动。动态尿动力学监测可以持续 4 个小时，最多需要监测 48 小时，更适合于普通尿动力无异常发现，但是排尿异常症状持续存在者。

总之，不是所有类型的遗尿儿童都需要微创尿动力学检查，只有 NMNE 和 RNE 才需要。

（赵莹　整理）

39. 遗尿不吃药能治疗吗？

儿童遗尿一直是困扰家长和孩子难题，很多家长希望不吃药就可以治疗孩子的遗尿。遗尿不吃药能治疗吗？这需要从遗尿的治疗方法谈起。

遗尿的治疗方法包括基础排尿疗法、药物治疗和神经调控等治疗。并不是所有的遗尿都需要药物治疗。其中基础排尿疗法就是指非药物和非手术治疗的方法。实际上，年龄小（5～6岁）、症状轻微的遗尿可以不使用药物治疗，可通过规律的夜间唤醒、睡前排尿、睡前避免大量饮水等行为治疗纠正；夜间唤醒对防止尿床是很有效的，可以通过遗尿警铃，规律唤醒孩子的方法治疗。对于由饮食饮水不当导致的尿床，可以调整饮水量和时间，充足水分的摄入和足够的尿量有利于身体新陈代谢物排出，有益健康，儿童的膀胱容量随着年龄增长而增加；儿科专家建议10公斤儿童一天的摄取水量约为1000 mL，20公斤儿童为1500～2000 mL，这个建议量包含了食物中所包含的水分，但是我们无法知道食物的含水比例为多少，因此要估计全日水分摄取量不容易，再者天气与个人的活动量都会影响不可见/可见的排汗量的估计，因此每一个人每日确实需要的水分摄取量也应该是不同的；为了限制调整饮水，限制盐分和糖分的摄入是必需的，过多盐和糖分的摄入，会导致口渴，势必增加水的摄入。同时儿童充满活力，白天运动量大，也会导致夜晚睡觉深沉，则会出现尿床，可通过适当调整运动来改善。

中医针灸对于遗尿治疗也是有效的，通过特定穴道的针灸治疗，能够调理人体阴阳平衡，也是治疗遗尿的可信任尝试的方法。但针灸治疗需要较长时间的调理才能有效果，短时间尝试而不坚持，反而可能让孩子认为疾病严重，加重其心理负担，对治疗不利，在其他治疗方法中也是这个道理，家长和医生对于治疗方式的选择要慎重，频繁更换治疗方法或计划是不可取的。

最后，需要提醒家长应该正确认识药物的作用，一部分家长对西药有一定误解，认为西药对年幼的儿童是不利的，这是不正确的。对于一些有觉醒障碍、遗传因素的患儿，药物治疗是需要的。尿床儿童需要排除器质性原因，也需要排除 NB、膀胱 DO、PUV、输尿管开口异位等能引起类似尿床的疾病。对于有器质性原因的鉴别疾病则需要针对具体病因给予治疗。

（刘二鹏　整理）

40. 遗尿儿童饮食有哪些注意事项？

中国有句老话叫"病从口入"，认为疾病的发生与饮食密不可分，同时与之对应的老话叫"慢病需食疗"。这些充分说明了中国文化在疾病的发生发展中对饮食的重视。儿童遗尿的治疗饮食有哪些需要注意的事项呢？前面我们提及治疗遗尿需要调整饮水、调整盐分和糖分的摄入。下面分别介绍对儿童遗尿治疗有利和不利的食物。

（1）对治疗遗尿有利的食物

遗尿儿童应平时多避免食用便秘的食物。便秘是遗尿的危险因素之一，会增加膀胱过活动症及泌尿系感染发生的概率，这两种疾病都会增加遗尿的发生率。蔬菜等膳食纤维含量高的食物不仅能够改善儿童的排便，也能够改善遗尿。因此遗尿儿童可以多吃富含纤维质的食物，如蔬菜、水果、全麦面包等来预防便秘，从而达到预防遗尿的目的。一些食物，包括富含高质量蛋白质、不饱和脂肪酸的食物，海产品、卵磷脂类食物，包括芝麻以及核桃仁等，都是可以让头脑清醒的食物，如果不需要与大量的水分一起服用，可以考虑睡前少量食用。

（2）对治疗遗尿不利的食物

遗尿儿童晚上睡觉前不宜食用增加尿量的食物。尿床最常见的原因是夜间多尿症，因此需要减少水分的摄入。要鼓励孩子白天多喝水，睡前两小时内尽量避免饮用大量的水。且让孩子睡前排尿，即将膀胱排空，预留足够的有效膀胱容积，来储存夜间产生的尿液。睡前饮用牛奶也可加重尿床，一方面牛奶含一定水分；另一方面牛奶中大量的蛋白消化产生的代谢物也需要产生大量的尿才能排出，类似睡前高蛋白食物尽量少吃。此外，睡前也要避免吃有利尿作用的食物，常见的利尿类食物有冬瓜、黄瓜、丝瓜、苦瓜、红豆、薏仁、番茄、韭菜、白萝卜、石榴、葡萄、橘子、紫苏、西瓜、鱼腥草、洋葱、柠檬、罗布麻、车前草、白茅根、绿茶、海藻、海带等；避免有利尿作用的饮料，如咖啡、茶、碳酸饮料、提神饮料等含有咖啡因或糖分的饮料。酒精也具有明显的利尿作用，因此不要让孩子食用含酒精的食物，比如腊肠、加用啤酒或白酒炖煮的菜品之类。

高盐分/高钠的食物也要避免食用。当身体摄入大量高盐食物时，需要利用身体的水分才能将多余的钠排出体外，这会减少 ADH 的分泌，继而会增加孩子的夜间产尿量，对遗尿的治疗不利。如果晚饭食用了含盐量高的食物，可以考虑晚一点入睡，因为食物转化成尿液需要 2～3 个小时，有时候调整晚餐和入睡的时间，就可以避免尿床。

（刘二鹏　整理）

41. 遗尿能用中医偏方治疗吗？

一些遗尿儿童的家长都有用中医偏方成功治疗遗尿的经历，但是也有家长认为没有效果。到底中医偏方能否治愈遗尿，家长都很关心。

虽然西医诊断并治疗遗尿已经有了比较成熟的方法，更强调现代医学检查方法获得客观依据进行治疗。但是西医常用的治疗遗尿的方法"排尿基础疗法"包含食物和饮水调节内容，这和中医治疗遗尿理论和方法是一致的。如果西医治疗遗尿病例的效果不好，可以尝试中医治疗。中西医结合在治疗遗尿方面也大有可为。在中国，中医治本且对身体伤害小的观念深入民间。因此，在讨论遗尿的治疗方法时不能回避中医与偏方治疗遗尿的话题。实际上除了针刺、艾灸、推拿、穴位贴敷疗法可用来治疗遗尿外，规范的中医偏方治疗遗尿有其独特的优势。下面介绍一下中医偏方治疗遗尿的知识。

（1）中医治疗遗尿的理论及偏方

按照中医理论，遗尿以虚证居多，实证较少，病位在肾和膀胱。《中医儿科临床诊疗指南·小儿遗尿症》根据遗尿特点将其主要分为4种类型，分别为：下元虚寒型，治以温补肾阳、固摄止遗，推荐桑螵蛸散合菟丝子散加减；肺脾气虚型，治以补肺健脾、固摄小便，推荐补中益气汤加减；脾肾两虚型，治以健脾益肾、固摄缩尿，推荐六君子汤合缩泉丸加减；心肾不交型，治以清心滋肾、安神固脬，推荐交泰丸合导赤散加减施治。

（2）中医常推荐食疗治疗遗尿，很多典籍中都有关于治疗遗尿的食疗方法。

1）肾气不足，下元虚冷型

每在睡中遗尿，一夜可发生 1～2 次或更多，醒后方觉，兼见面色发白，畏寒肢冷，腰膝酸软，小便清长而频数。舌质淡红，脉沉迟无力。治以温补肾阳、固摄下元为主。常用食疗方有小儿缩泉糖浆、水陆二味粥、麻雀粥、韭菜炒羊肝、肉桂炖鸡肝、枸杞羊肾粥、狗肉煮黑豆、韭菜籽面饼、鸡肠菟丝饼等。

2）脾肺气虚型

病后睡眠遗尿，但尿频而量少，兼见面色萎黄，食欲不振，形体消瘦，神疲无力，大便溏薄，自汗或盗汗。舌淡苔白，脉缓或沉细。治以培元益气、佐以固摄。常用的食疗方有山药茯苓包子、猪脬散、黄芪桑蛸粥、黄芪熟地鸡粥、鸡蛋白胡椒方、核桃蜂蜜饮。

3）肝经湿热型

若见遗尿患儿情绪急躁，或手足心灼热、夜间咬牙、唇红、小便黄臭、舌苔薄黄、脉滑数是肝胆有伏热、疏泄太过的表现。治以泻肝清热、酌兼固摄为主。常用食疗方有乌梅蚕茧红枣糖方、猪脬糯米丝等。

（李帅　整理）

42. 遗尿常见的药物治疗有哪些?

遗尿治疗比较复杂,有的病例不用吃药可以自愈,有的需要药物治疗。目前尚无法预测哪些病例不用吃药就可以自愈。遗尿儿童是否需要用药,用哪种药物一般需要根据 ICS 和 ICCS 及《儿童遗尿症诊断和治疗中国专家共识》进行选择。

常见用药指征和药物简要介绍如下。

(1)用药指征

保守治疗(排尿基础治疗)无效或年龄较大儿童需要考虑药物治疗。

(2)用药种类及用法

①去氨加压素 DDAVP:是一线治疗药物,排尿日记显示夜间多尿是使用 DDAVP 的指征。DDAVP 应该在睡前 1 小时服用,起始用量为 0.1 mg/ 天,后根据症状调整用量,最大剂量 0.6 mg/ 天。睡前两小时限水,且在服药后至第二天清晨不要摄入任何液体。建议初始治疗时每 2 周评价 1 次药物的治疗效果,无改善者应重新评估,包括记录排尿日记等。如果仍有夜间多尿,可以增加去氨加压素剂量。有效者可维持治疗剂量直至停止尿床 2 个月,若治疗 6 ~ 8 周后对疗程不满意,可联合遗尿报警器治疗或转诊至遗尿专科诊治。去氨加压素的疗程一般为 3 个月。治疗有效药物逐渐减量。停药指征:服用至连续停止尿床 2 个月(减停方式:在 3 个月内逐渐减停)。②抗胆碱能药 / 抗毒蕈碱药(M 受体阻滞剂):常用药物有奥昔布宁、托特罗定、消旋山莨菪碱等。目前儿童安全性用药主要

是奥昔布宁和消旋山莨菪碱（Anisodamine）。山莨菪碱又名"654-2"，它是从茄科植物山莨菪中提取的，作用类似于阿托品。用抗胆碱能药物期间如有明显的口干、便秘、消化不良、眼干等不良反应时，可酌情停药或调整剂量。③健脑素主要成分是 DHA（不饱和脂肪酸二十二碳六烯酸）。DHA 是人的大脑发育、成长的重要物质之一，可以增强记忆与思维能力、提高智力等。药物剂型和规格一般为 0.5 g×100 粒，作为治疗大脑觉醒障碍的遗尿症的辅助药，一般在晚饭后口服一粒。用法用量：每日 1 次，每次 1 粒，晚饭后口服。④盐酸甲氯芬酯（氯酯醒，遗尿丁）：盐酸甲氯芬酯适用于伴有夜间唤醒困难的遗尿儿童。⑤三环类抗抑郁药：丙咪嗪（Imipramine）用于对遗尿警铃、DDAVP 和 M 受体阻滞剂治疗均无效的大龄 NE 患儿。

上述药物可单独使用也可酌情联合使用，服药期间监测相关对应指标，避免不良反应。

病案举例：

女孩，8 岁，以"日间尿急尿失禁合并夜间遗尿 3 年余"为主诉就诊。患者平均每周尿床 4 次，保守治疗无效。泌尿系超声未见异常，尿常规正常。骶椎 X 线平片及骶椎 MRI 未见神经系统器质性疾病。自由尿流率可见快速尿流率曲线，无残余尿。膀胱测压见充盈期逼尿肌无抑制性收缩。

诊断：NMNE 合并 OAB，急迫性尿失禁。

治疗：奥昔布宁（5 mg/ 天，口服），去氨加压素片睡前 1 小时服用，起始用量为 0.1 mg/ 天。睡前两小时限水。治疗 2 周后随访复查 B 超测定无残余尿量，尿床次数减为平均每周 2 ～ 3 次。医嘱增加 DDAVP 剂量至 0.2 mg/ 天，4 周复查，遗尿和白天尿急尿失禁基本消失，无残余尿量。随后停用奥昔布宁，DDAVP 继续治疗 2 个月后逐步停药，遗尿无复发。

（徐鹏超　整理）

43. 遗尿警铃治疗有哪些注意事项？

"遗尿警铃"即"遗尿报警器"，是改善或治愈遗尿的长期效果最好的措施。这种疗法属于行为疗法的一种，是一线治疗方案。使用儿童遗尿报警器疗程一般为 3 ～ 6 个月。患者父母刚开始用遗尿警铃治疗孩子遗尿时，需要了解使用的注意事项。

首先，需要了解遗尿警铃治疗适应证。遗尿警铃治疗是一种无创的基础疗法，根据其作用原理可以看出所有的 PNE 的儿童都适合使用遗尿警铃治疗或作为基本治疗措施。更适用于依从性好的遗尿儿童和家属（照顾者）及积极配合治疗的孩子和家庭。如果父母有睡眠问题，或者孩子和兄弟姐妹同住一间房，依从警铃治疗可能会有困难；虽然 NE 的诊断年龄为 5 岁，但是临床发现 5 岁之前有严重遗尿的儿童也可以使用，尤其是合并觉醒障碍者；遗尿警铃适用于非夜间多尿类型的遗尿患儿。另外，要明白以下情况警铃治疗不作为首选：①伴有多动症也会降低成功率；②对于遗尿不频繁或周期性遗尿的孩子来说，警铃也不是首选；③对于每晚尿床超过一次的孩子，警铃作为单一疗法，不作为首选。

其次，使用遗尿警铃必须熟悉使用方法。一般在夜晚入睡前将遗尿报警器的传感器用磁力贴固定于患者内裤中（或尿不湿内）靠近排尿的地方，若患儿夜晚遗尿，内裤湿润警报触发，患儿需立即控制自己排尿，并让患者前往厕所，到卫生间排尿前应从内裤上取下传感器；排尿完成后，需要重新安装遗尿报警器。如果患儿对警报声音没有反应，家长应立刻叫醒并让其去卫生间，然后完成上述动作。如果患儿立刻做出了反应，每次都要给予表扬。

最后，要了解遗尿警铃治疗成功率不是最高，但是一旦用该方法治愈，疾病不易复发，同时也要清楚遗尿警铃治疗耗时、费事；要购买可靠的遗尿警铃；对患者和（或）照顾者培训到位也很重要，确保掌握遗尿警铃的使用方法；需要注意警铃要连续使用，每天晚上不间断；当听到信号时，父母需要做好立即唤醒孩子的准备，因为在治疗的最初几周，孩子本身并不会被信号唤醒。ICCS 建议在使用遗尿警铃的 2 ~ 3 周后对患者进行随访复查，以提高依从性。使用的前 1 ~ 3 周，儿童家长应和医务人员保持联系，在此期间给予鼓励，并及时解决技术问题。如果使用 6 周后没有疗效进展的迹象，应暂时停止警铃治疗；如果有治疗疗效进展，出现有时候不尿床、偶发小量的渗尿，可继续坚持治疗直到连续 2 周不尿床再停止使用遗尿警铃。

总之，虽然遗尿警铃治疗遗尿的长期成功率强于去氨加压素，但是这种疗法至少需要 2 ~ 3 个月才能起效，并要求患儿及其父母良好的配合，保证每次报警器响了之后患儿不是将报警器关掉继续睡觉，而是在清醒状态下前去厕所排尿；此外，治疗期间会降低患者及其家属的睡眠质量。疗程为 3 个月，治疗期间第一个月每 2 周随访 1 次，第二个月及以后每月复查 1 次，填写遗尿日记、每周遗尿次数、记录报警器使用中出现问题。停用遗尿警铃后观察一个月，记录复发例数。

根据英国健康与临床优化研究所的判断标准，连续停止使用警铃后干床 14 天为治疗成功。治疗成功者停止治疗 1 个月记录复发例数。复发者重新进行报警器治疗 3 个月，观察疗效。

病案举例：

男性，5 岁，以"自幼每晚夜间不自主尿床"为主诉就诊。泌尿系统超声未见异常，尿常规正常。骶椎 X 线平片及骶椎 MRI 未见神经系统器质性疾病。自由尿流率可见正常尿流率曲线，无残余尿量。

诊断：MNE。

治疗：使用"遗尿警铃"治疗 3 个月，并嘱家长配合每天做到警铃的传感器正确安装，如警铃报警后叫醒患儿自主排尿。治疗 3 个月后复查见夜间遗尿频率明显减少。遗尿警铃治疗方案有效，继续坚持此疗法 3 个月，遗尿基本消失后 2 周停用遗尿警铃，后随访无复发。

（徐鹏超　整理）

44. 遗尿治疗很长时间仍不见效果，怎么办？

很多尿床孩子的家长常常会有这样的疑问：孩子已经治疗了很长时间了，却还在尿床，这该怎么办呀？发生这种情况，我们往往称孩子患上的是 RNE，它是指经过行为治疗、DDAVP 和遗尿警铃等正规治疗 3 个月后疗效欠佳或停药后复发的遗尿症。以下是 RNE 的治疗对策。

（1）首先需要进一步查找病因

需要进一步收集病史和进行相关检查确定患者是否有家族史、阻塞性气道疾病、精神心理类疾病、肥胖、BBD、尿崩症、SBO（NB）、精神压力和不良生活习惯等。

影像学检查了解是否有神经损害。有研究表明，伴有 SBO 神经损害的遗尿症患者治疗效果不理想，所以利用腰骶部 X 线平片筛查是否有脊柱裂，磁共振成像（MRI）检查明确是否有神经损害，对于判断预后，调整治疗方案有积极意义。

排尿日记和检测晨尿比重，了解是否有渗透性利尿和排尿规律改变。

实验室检查了解是否有糖代谢异常等疾病。

尿动力学检查（包括膀胱尿道同步测压）了解是否有膀胱尿道功能异常。对于 RNE 患者推荐进行尿动力学检查明确 RNE 的类型、严重程度、病因，根据相关辅助检查结果进行综合治疗，提高 RNE 的治愈率。尿流动力学可以通过检测排尿功能障碍来帮助治疗难治性遗尿症，寻找治疗失败的尿动力学解释。而排尿功能障碍在这些患者中占很大比例。这可以通过尿流率测量 / 肌电图（UFM/EMG）及压力 / 流量 / 肌电图（P/F/EMG）测试来诊断。UFM/EMG 是首选的非侵入性的生理学检查。UFM 本身可能具有误导性，因为尽管存在过度活跃的外括约肌，Qmax 也可能是正常的。使用 α- 肾上腺素能阻滞剂可能对治疗这些患者有好处。

（2）注意联合用药和个体化治疗

首先，根据上述检查发现的问题调整治疗方案，多措并举，加强综合治疗，同时针对病因采取个体化治疗方案。

两种或两种以上的药物治疗。难治性遗尿常常同时存在多种病因或危险因素，因此，常需要多种相关药物同时治疗。例如，合并小容量膀胱和逼尿肌不稳定，就需要同时应用抗胆碱能药物治疗；合并严重的觉醒障碍需要盐酸甲氯芬酯（健脑素治疗）等。对警铃、DDAVP 和 M 受体阻滞剂治疗均无效的大龄 NE 患儿需要考虑丙咪嗪治疗。

多种治疗方案联合单一的治疗方案往往疗效较差，需要多种治疗方案联合，增加 RNE 的治愈率。如去氨加压素和抗胆碱能药物或去氨加压素和遗尿警铃的联合治疗可以提高治愈率，而抗胆碱药物和遗尿警铃的联合治疗不会。逼尿肌内注射肉毒杆菌毒素对患有难治性非神经源性膀胱过度活动的儿童有效，对于抗胆碱药无效的病例可能是一种选择。对于一些出现治疗难治症状的患者，经皮胫神经刺激是一种可行的治疗选择。在 Dev Oliveira 等的一项研究中，经皮骶旁神经刺激被证明是有效的。

手术治疗。对于 NB 或严重的非神经源性下尿路功能障碍引起的充盈性尿失禁包括遗尿，则需要进行手术治疗，常用的手术治疗有 Mitrofanoff 造口、膀胱增大、膀胱颈重建、吊带手术、尿流改道等。对于持续性膀胱出口薄弱的患者，只有通过手术干预，在膀胱出口水平产生更高的阻力／梗阻，才能实现完全可控，成功率高达80%。在一些患者中，膀胱颈关闭和可控导尿造口是一种选择。

多学科会诊治疗。

（司峰　整理）

45. 孩子夜间尿床叫不醒怎么办?

许多遗尿症孩子常有夜间觉醒困难，家长带孩子到医院就诊时常常说孩子晚上睡觉"睡得特别香"，怎么叫都叫不醒。有些家长怀疑孩子大脑发育延迟或发育障碍。实际上，正常孩子晚上醒来需要一定的刺激作用，我们通常称之为觉醒机制，例如孩子饿时、膀胱充盈时、身体某一部位疼痛时或受到外来因素刺激时，都会通过一定的途径传递到大脑，从而苏醒或使大脑去考虑怎么办。多数遗尿的孩子晚上都有觉醒障碍，不容易叫醒。本文通过分析觉醒障碍的机制解释晚上遗尿叫不醒应该怎么办。

首先，逼尿肌收缩和膀胱储尿扩张被认为是强烈的唤醒刺激因素，正常儿童在这种刺激下可以觉醒，但是遗尿症患者在这些刺激下不能觉醒，因此推测遗尿症患者的觉醒机制存在异常。国内外学者已经深入研究了睡眠模式和遗尿的关系，研究结果也支持睡眠觉醒障碍是遗尿的一个重要的诱因。Robert 等发现遗尿容易发生在从慢波睡眠觉醒时，并且其发生与快速动眼睡眠无关，而且遗尿症儿童在遗尿时睡眠模式未发生改变，此发现支持婴幼儿中枢神经系统不成熟、不能抑制睡眠时排尿反射从而导致遗尿的观点。中枢神经系统兴奋药如盐酸甲氯芬酯（遗尿丁）对夜间觉醒障碍的遗尿症患者具有辅助治疗作用，通常与其他治疗方案联合使用，以提高疗效。盐酸甲氯芬酯的具体用法是：口服时，儿童每次 0.1 g，每天 3 次；静脉注射或静脉滴注时，儿童每次 0.06 ~ 0.1 g，每天 2 次。最近发现健脑素有帮助晚上睡眠觉醒的作用。健脑素的主要成分是 DHA（不饱和脂肪酸二十二碳六烯酸），是人的大脑发育、成长的重要物质之一，可以增强记忆与思维能力、提高智力等。

其次，注意养成良好的作息，劳逸结合，避免过度劳累，充分保证睡眠时间。作息饮食调节主要是指帮助家庭制定规律作息时间；患儿白天正常饮水避免食用含茶碱、咖啡因的食物或饮料；晚餐定时宜早，且宜清淡，少盐少油，饭后不宜剧烈活动或过度兴奋；保持良好的习惯，睡前排空膀胱，睡前 2 ~ 3 小时不再大量饮水；行为治疗主要是养成日间规律排尿、睡前排尿的良好排尿、排便习惯。如果遗尿使孩子产生了心理压力，则需要心理治疗，家庭需认识到夜间尿床不是孩子的错，要避免指责患儿，鼓励其正常学习和生活；同时，医师和家长需要帮助其树立治疗信心，减轻心理负担，积极参与治疗。觉醒训练主要是指应当在膀胱充盈至即将排尿时将其从睡眠中完全唤醒至清醒状态排尿。

最后，使用遗尿警报器，能准确把握孩子的叫醒时间。警铃疗法是 ICCS 推荐的遗尿一线治疗方案，夜晚睡眠中发生遗尿时感应器报警唤醒患儿，最终能使其感受到尿意而醒来排尿。警铃工作的原理为患者发生遗尿时，放置在内裤或尿不湿（会阴部）的电极被激活，警铃报警，此时也是膀胱被充盈到最大的时间，此时叫醒患者对建立排尿反射控制机制最有利。如果尿床开始的时候儿童不能被铃声或震动唤醒，则需要儿童的监护人将其唤醒；使其在清醒的状态下排尿，由此逐渐建立起患儿膀胱充盈和大脑觉醒之间的联系，渐渐地患儿膀胱充盈到一定程度时可以自己觉醒。遗尿警铃需要连续使用 2 ～ 4 个月或使用到连续 14 天不尿床，通常使用 8 ～ 10 周起效，治愈率为 30% ～ 87%，复发率为 4% ～ 55%。家长可以选择闹钟，设定时间把孩子叫醒排尿，也可以建立条件反射。家长可以让孩子睡前口服一些药物，减少夜间产生的尿量。DDAVP 也可在遗尿警铃治疗失败后和在家长拒绝使用遗尿警铃的情况下使用，药物般在临睡前 1 ～ 2 小时服用，用药后若疗效不佳可增加剂量，DDAVP 一般用于年龄在 6 岁或以上的患者。治疗 MNE 治愈率为 30%，部分有效率为 40%；停药后复发率较遗尿警铃高。

（刘亚凯 整理）

46. 尿床也需要手术治疗吗？

尿床一般不需要手术治疗。SNE 如果继发于需要手术治疗的疾病，例如 NB、BOO 等就需要考虑手术治疗了。下面介绍一些 SNE 需要手术的情况。

存在解剖性的 BOO 患儿需要手术治疗解除梗阻，保证尿道通畅性。主要见于男孩，可能的疾病有：膀胱逼尿肌和括约肌协同失调、膀胱颈狭窄、尿道狭窄、PUV、前尿道瓣膜等。这些患儿由于长期排尿不畅，导致膀胱高压，出现不自主的收缩，随后出现尿频、尿急和尿失禁，因为刚开始的症状并不明显，往往被家长忽略，等到出现遗尿症状后又得不到医生重视。这些器质性疾病如 BOO 的治疗首先需要进行 VUDS 评估，必要时进行膀胱镜检查，综合考虑后行手术治疗。膀胱逼尿肌和括约肌协同失调则需要盆底功能锻炼治疗。

脊髓栓系引起的 OAB 或充盈性尿失禁和遗尿，需要进行脊髓栓系松解手术。手术的关键是解除压迫和牵张，松解脊髓、圆锥及马尾神经。多数学者建议应尽早进行手术，以防止进一步的神经损伤。

部分 NB 患儿由于膀胱顺应性差、膀胱容量小，夜间也常常出现尿床现象，对于这类患儿需要评估后采用肠膀胱扩大术治疗，术后可以自主排尿后，定期进行排尿训练，随着膀胱容量的扩大，夜间尿床减少。该手术尤其适用于伴有输尿管反流的患儿，所采用的替代膀胱的材料包括回肠、回盲部、乙状结肠及胃等，如果存在上尿路损伤，建议同期行输尿管抗反流再植术。患者常需要同时进行。

部分进行清洁间歇导尿的患儿也需要先手术保证膀胱容量足够和排尿通道顺畅，如自体膀胱扩大术、肠道膀胱扩大术和可控尿流改道术等。除了晚上减少液体摄入外，还可以在睡前进行一次清洁间歇导尿（clean intermittent catheterization，CIC）排空膀胱，从而降低尿床的可能性。CIC 是定期将导尿管通过尿道或尿流改道插入膀胱进行排空的方法，能有效治疗逼尿肌无反射患儿的排尿困难和尿失禁。一般患儿 6 岁左右就可以开始训练自行 CIC。

总之，尿床久治不愈时要寻找病因，若有适合手术治疗的器质性疾病存在，应积极手术治疗，再配合药物或者其他手段对遗尿患儿进行综合治疗。

（吕磊　王焱　整理）

47. 鼓励和提醒及睡前控制饮水有利于治愈遗尿吗？

许多家长询问儿童睡觉前给一些暗示或鼓励有利于治疗遗尿吗？孩子睡觉前需要控制饮水吗？以下就这些问题进行解答。

（1）正向激励和睡前控制饮水的重要性

正向激励是对人的行为进行正面强化，使人以一种愉快的心情继续其行为，并进一步调动其积极性；以激励、褒扬等方式为主，通常有两种形式，一种是给物质奖励，另一种是信任、表扬等精神奖励。而反向激励指对心理施加反向的负刺激，来激发他们的自尊心和荣誉感的方法；常用方法是有意识地直接或间接地向孩子表达诸如怀疑、否定之类的信息，来适度地刺激他们的自尊心，使他们从内心产生一种保持自尊的强烈意念，驱动他们用自己富有积极性和创造性的行动来否定外来的负面信息。

教育专家告诉我们正向激励比负向激励更容易看到进步，效果也比较持久。多年前常采用的打骂教育、罚洗被单等方式早就应该被放弃掉。用一张小小的贴画也许就可以改变孩子的一生，所以当孩子某天没有出现尿床的情况时，可以给孩子一个贴画奖励，如果孩子能长期维持干爽，例如超过三个月，再孩子给一个稍大的奖品如孩子喜欢的玩具等即可。

此外，通过暗示疗法对遗尿儿童给予引导也有利于遗尿的康复。暗示疗法是指通过非批评性的暗示使患者产生认知、情感和行为改变的心理治疗技术。治疗可采用不同类型的暗示，如自我暗示与他人暗示、直接暗示与间接暗示、言语暗示与非言语暗示等。例如给家长讲解孩子遗尿有明显改善或经过药物治疗明显见效，暗示遗尿有希望被治愈，可以增加治愈的信心。

（2）睡前控制饮水的重要性

许多妈妈可能会说，宝宝睡前要喝一瓶或一杯牛奶才能入睡，但如果不改掉这个习惯，则很难让遗尿的孩子停止尿床！因为睡前喝的水要经过两三个小时才会代谢到膀胱，这时候孩子已经处于熟睡状态了；所以睡前限水是治疗尿床的第一步。

而高蛋白的食物，例如牛奶，在新陈代谢后，需要较多的水分帮忙排泄出去，那么就会在半夜产生较多的尿液，从而导致尿床。同样，高盐分的食物亦然，钠离子在肾脏会带出较多的水分，也会产生较多的尿液。

还有其他易引起利尿的食物，如咖啡、茶、汽水或可乐等；一些水果也有利尿作用，例如西瓜、香瓜、火龙果等，建议最好都不要在晚上吃。

病案举例：

男童，10 岁，以"自幼夜间遗尿伴自卑感 2 年"为主诉就诊。2 年前患者因遗尿（平均 2 次/周，曾口服"夜尿宁丸"治疗，无明显好转）在学校受到同学嘲笑，开始感到精神压力，产生自卑。现夜间遗尿频率为 2～3 次/周。泌尿系超声及尿常规未见异常。骶椎 X 线平片及骶椎 MRI 未见神经器质性疾病。自由尿流率可见快速尿流率曲线，无残余尿。膀胱测压见充盈期逼尿肌无抑制性收缩。

诊断：MNE。

治疗：遗尿警铃治疗并进行心理疏导，正向激励和睡前控制饮水。3 个月随访，遗尿次数明显减少，继续治疗中。

（毛秋方　整理）

48. 遗尿也是尿失禁吗？

根据 ICCS 的最新定义，遗尿又称夜间尿失禁或尿床，通常指 5 岁以上儿童在熟睡时反复出现的不自主漏尿。因此，遗尿是一种特殊类型的尿失禁。

对于大多数儿童来说，在三岁半左右就会形成良好的排尿控制，即只在适宜的时间和场所才会排尿。如果在白天没能控制好排尿而尿在裤子上，或者在不适宜的时间排尿，这种行为被称为尿失禁。

尿失禁可以定义为膀胱失去控制或无意识的漏尿。尿失禁可以分为间歇性尿失禁和持续性尿失禁。前者分为白天尿失禁和晚上尿失禁（遗尿）；后者根据膀胱尿动力改变和临床表现分为压力性尿失禁、急迫性尿失禁、混合性尿失禁、充溢性尿失禁和功能性尿失禁，详见图 27。

（1）急迫性尿失禁

这类尿失禁患者是指有尿急感，还未到厕所就会尿出来。这种类型的尿失禁包括膀胱不稳定、逼尿肌反射亢进、膀胱痉挛和 NB（未抑制膀胱），尿失禁与逼尿肌收缩未被控制有关。这种情况有时被称为反射性尿失禁，即当患者喝少量液体或者听到水声或触摸水时，都可能会漏尿。OAB 被定义为伴有或不伴有尿失禁的尿急，如果尿失禁与 OAB 一起发生，这种情况被归类为"湿性 OAB"；如果不伴有尿失禁，则被归类为"干性 OAB"。

（2）压力性尿失禁

身体在咳嗽、喷嚏、颠簸或推举重物时，因腹内压急剧升高而发生的尿液流出，无逼尿肌收缩，膀胱内压升高超过尿道阻力时即发生尿失禁，压力性尿失禁的缺陷在膀胱流出道（括约肌功能不全），这导致尿道阻力不足而发生尿液漏出。

（3）充溢性尿失禁

充溢性尿失禁患者常表现为尿急、尿频、排尿量小、尿等待、尿流率差或减少、夜遗尿。当长期充盈的膀胱压力超过尿道阻力时，即出现充溢性尿失禁，其原因可以是无张力（不能收缩）膀胱或膀胱流出道功能性或机械性梗阻，原因可能是骨盆/腹部手术、便秘、药物治疗和神经障碍等。可以理解为膀胱缺乏张力，排尿时由于流出道梗阻从而导致排尿不完全，膀胱 PVR 升高，从而导致膀胱的实际可用容量减小。这种情况需要及时就医，如果治疗不及时，会导致尿液从膀胱回流到肾脏，从而增加肾脏感染，甚至是永久性损伤的风险。

（4）功能性尿失禁

有功能性尿失禁的人通常是因为一些认知功能的障碍，导致不能正确地排尿。尤其常见于老年痴呆患者，即使控制排尿的肌肉功能正常，患者也可感觉到膀胱充盈，但出于认知功能的障碍，无法有意识地控制肌肉，导致不自主地溢尿。

（5）患者有两种或多种类型的组合

患者有两种或多种类型的组合也可以定义为混合性尿失禁。另外还有一种暂时性尿失禁，是由近期的一些原因导致的，容易随着时间的推移和诱因的消失而治愈。

遗尿是指儿童在熟睡时发生尿失禁的一种现象，属于夜间间歇性尿失禁的范畴。

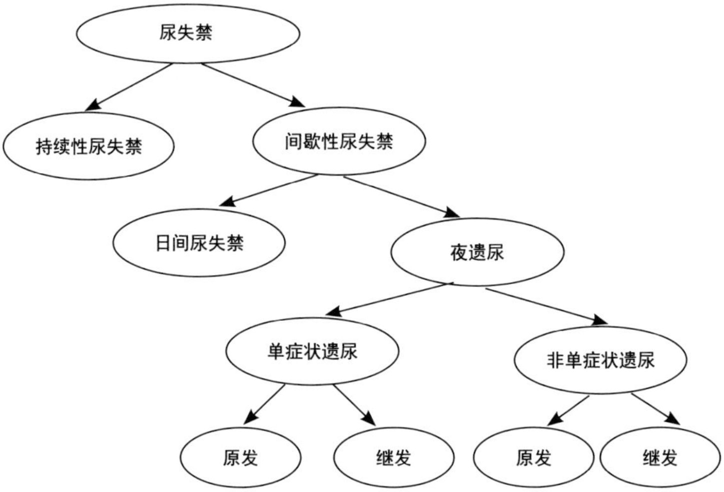

图 27 尿失禁的分类

（李帅 整理）

49. 我的孩子晚上尿床，白天也会尿裤子，怎么办？

有些遗尿儿童同时也伴有白天尿失禁（尿裤子），家长来门诊经常询问自己的孩子和单纯晚上遗尿的孩子在检查和治疗上有什么区别？这实际上涉及尿失禁的诊断和治疗问题。遗尿是指晚上睡眠中的尿失禁，而白天尿裤子或不自主漏尿就是发生了白天尿失禁，这些儿童属于 NMNE 的诊断和治疗范畴。对于此类患者，首先主要询问病史，了解病因，然后进行影像学和尿动力学检查了解是否有 NB 等变化，并根据尿动力学检查结果制定精准治疗方案。

（1）病史和无创检查

首先根据病史和排尿日记初步评估患儿是不是真的存在尿失禁？然后需要进行一些必要的检查确定尿失禁的类型。其他可能需要进行的检查包括：①体格检查：男童的包茎、女童的会阴部发炎可能与尿床、尿失禁有关。检查臀部尾骨的皮肤颜色，是否有皮肤凹陷、毛发块、脂肪瘤、臀部不对称、骨骼异常等状况。有时可发现患儿有隐匿性脊柱裂的体征，注意有无异常步态或走路不稳。②尿常规检查排除泌尿系感染和糖尿病等。③进行尿流率和残余尿检查：初步判断有无膀胱功能障碍。④腰骶部正位片了解有无隐匿性脊柱裂。⑤泌尿系彩超了解肾脏和膀胱形态变化。⑥ MRI 或 CT 检查：当怀疑有脊髓栓系综合征时需要此检查。

（2）微创尿动力学检查

如果非侵入性检查结果符合 PFS 检查指征或经过 1 ～ 3 个月的保守治疗后，尿失禁的症状仍然无改善，就要考虑该检查。

尿动力学检查可以将下尿路功能障碍分成两大类：解剖性与功能性。功能性再分为 NB 与非神经源性膀胱。具体诊断可能包括：①功能性排尿异常（dysfunctional voiding）：这是指神经学正常的儿童，排尿时尿道外括约肌放松不良或不协调，导致无法有效排空膀胱，使得残余的尿量增加而造成泌尿道感染、尿回流及膀胱变小。② DO 症。③尿道阴道回流：排尿时一部分尿液流到阴道，起身后再从阴道滴出。④咯咯笑尿失禁（giggle incontinence）：咯咯地笑时小便会不自主地流出来，这是因为这些人大脑控制笑的神经与尿控神经联结有异常。⑤排尿延迟或懒惰性膀胱：有些孩子膀胱各项检查都是正常，但是特别喜欢憋尿，一天只尿 1 ～ 3 次。⑥ DU：膀胱逼尿肌收缩乏力。⑦ NB。⑧结构异常：最常见的是 PUV，偶尔可见前尿道瓣膜异常，应使用膀胱镜确诊。⑨膀胱颈功能异常或狭窄：这是一个介于功能性与解剖性障碍的疾病。排尿时膀胱颈没有扩张，反而收缩起来，因此尿流速度减慢，余尿增加。治疗上可以使用肾上腺甲型阻断剂，有很好的效果。手术切开膀胱颈，快速又有效，但是要特别预防逆行性射精，不可以将膀胱颈过度切开。

（3）膀胱尿道镜检查

因为需要全身麻醉的配合，很少用膀胱镜来评估儿童尿失禁。但是上述检查提示尿道梗阻或考虑做手术或特殊治疗时，会用膀胱镜来确认膀胱内的构造、输尿管的开口位置，以及是否有尿道瓣膜等。

日间尿失禁的治疗包括基础治疗、药物治疗或手术干预。不同尿动力异常的尿失禁治疗方式各不相同，但共同点是所有的治疗都要侧重于改善患者的生活质量。

（李帅　整理）

50. 遗尿为什么需要常规检查尿流率和残余尿量？

尿流率是尿流测定的重要参数。尿流测定是指用尿流计测定并记录尿液排出体外的速度及排尿模式的方法，可用尿流速度和尿流曲线形态两个术语加以描述。尿流率指单位时间内膀胱经尿道排出的尿量，其表示单位为毫升/秒（mL/s）。其中 Qmax 为判断排尿功能的最有价值的参数。UFM 是一种简便、非侵入、无创伤性检查，为区别于压力流率测定尿流率，患者直接排尿进行的 UFM 为自由 UFM。UFM 结果反映排尿动力（膀胱逼尿肌）及阻力（尿道内外括约肌）的相对平衡状态，可以帮助了解膀胱、尿道的功能，临床上多用作各种排尿障碍患者的筛查。残余尿量是指在排尿刚刚完成后膀胱内剩余液体的体积，反映排尿期膀胱和尿道出口相互作用的结果。B 超用于自由 UFM 后残余尿量测定，由于其无创、相对准确和方便、经济等优点深受儿童欢迎。将 B 超残余尿量测定与尿流率结合能更全面地评价下尿路功能。

　　大约 1/3 遗尿儿童有膀胱尿道功能障碍，常规检查尿流率和残余尿量是筛查这部分患儿的基本要求。合并白天尿频、尿急的遗尿患儿检查可见每次排尿量减少，尿流率减少，DSD 患者会出现锯齿状尿流曲线（staccato 尿流曲线）。有患者因膀胱功能低下、残余尿增多引起"充盈性尿失禁"或"充盈性遗尿"，这类患者应注意检查有无脊柱裂等神经性膀胱因素存在。自由尿流率联合残余尿量超声测定不仅能够反映膀胱的基本功能，对遗尿患儿病因的发现也发挥着不可或缺的作用，同时也是决定患者是否需要进一步进行微创尿动力学检查的依据。因此，所有就诊的遗尿儿童应该常规进行自由尿流率联合残余尿量超声测定。图 28 显示自由尿流率联合残余尿量超声测定在遗尿儿童尿动力学检查流程中的重要位置。

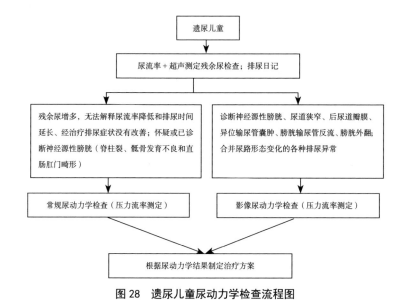

图 28 遗尿儿童尿动力学检查流程图

（周钊凯 整理）

51. 遗尿什么情况下做膀胱压力容积和膀胱压力流率测定？

膀胱压力容积测定（CMG）指测定膀胱充盈期（储尿期）压力和容积的关系；PFS 指同步记录排尿期膀胱压力变化和尿流率，是贮尿期膀胱压力容积测定的继续，这两个检查一般一次性完成，俗称"膀胱测压检查"。PFS 可以了解排尿过程中有关逼尿肌功能和尿道功能的协调性、诊断 BOO，以及明确是否存在下尿路功能障碍。

RNE 和 SNE 常治疗困难，了解逼尿肌和括约肌的功能状态对调整治疗方案非常重要，而"膀胱测压检查"是评估膀胱功能异常的最好方法。进行该检查的具体适应证和主要观察指标介绍如下。

主要适应证包括：①遗尿初始评估发现残余尿量过多，但是未发现明显原因；②怀疑继发于 NB 的遗尿，如有明显的脊柱裂或隐匿性脊柱裂，尿流曲线提示逼尿肌 - 括约肌系统失调；③遗尿儿童因 PUV 等原因引起的 BOO；④常规方法治疗无效的 RNE。

排尿时逼尿肌可能分为正常、活动低下或无收缩。正常的排尿通过逼尿肌自发收缩实现，排尿一旦开始，逼尿肌就持续收缩且不能很容易被抑制。在没有 BOO 的情况下，正常的收缩会导致完成排空，膀胱压力流率测定结果在正常范围内。遗尿患儿常见的膀胱功能改变有逼尿肌不稳定、FBC 减少和逼尿肌 - 括约肌协同失调等，而逼尿肌不稳定性收缩是遗尿患者中最多见的改变。膀胱压力流率测定可评估排尿期逼尿肌的功能，部分遗尿患儿出现 DU 或逼尿肌无收缩。DU 是逼尿肌收缩强度降低或持续时间缩短，导致膀胱排空延长或正常时间内不能完全排空；逼尿肌无收缩指排尿期始终没有逼尿肌主动收缩。部分遗尿患儿存在 DSD，即逼尿肌收缩同时伴随尿道和（或）尿道周围横纹肌不随意收缩。这类遗尿患儿的膀胱压力流率测定结果往往出现异常，高压伴低尿流率提示梗阻；低压伴低流率表明膀胱本身存在问题，如肌肉或神经功能障碍等。尽管自由尿流率检查有助于下尿路梗阻的诊断，但尿流率降低并不能确定是尿路梗阻还是逼尿肌收缩力降低所致，而压力流率测定是能够判断是否存在 BOO 的有效方法。

（周钊凯　整理）

52. 遗尿什么情况下需要做影像尿动力学检查？

VUDS 指尿动力学检查的过程中同时用 B 超或 X 线透视影像设备动态显示和摄录下尿路形态变化，获得膀胱尿道压力等功能参数的同时记录泌尿系形态及形态变化的信息。影像尿动力学检查是在普通尿动力学和影像设备发展基础上出现的一种全面的下尿路功能和形态相结合的检查方法。目前，临床上的影像尿动力学检查一般指 X 线 - 影像尿动力学检查。X 线 - 影像尿动力学检查，属动态放射检查技术，可为原因不明或极为复杂的泌尿科疾病提供更加详细的信息，最大限度地减少人为误差，可供以后回顾和讨论不同研究阶段特定压力变化与当前记录的影像资料之间的联系。检查时需先向膀胱内注入造影剂，在膀胱测压的同时用 X 线照射患者下腹部和盆腔，然后于患者排尿时在荧光屏上直接观察膀胱颈、尿道外括约肌相应的动态变化。

影像尿动力学检查应用于常规方法或常规尿动力学检查方法不能得出明确诊断的情形，在怀疑存在以下疾病时影像尿动力学检查显得尤为重要：NB、尿道狭窄、PUV、异位输尿管囊肿、VUR、膀胱外翻、难治性非神经源性神经性膀胱、尿道直肠瘘及膀胱尿道功能障碍等。怀疑合并尿路形态变化的各种排尿异常患儿或需要制定治疗方案及进行效果随访的遗尿儿童，尤其是存在复发性发热性尿路感染和膀胱功能障碍且接受过如厕训练的年龄较大儿童，通过影像尿动力学检查可判断其复杂排尿功能障碍的病因。VUDS 检查将常规尿动力学检查与尿路造影相结合，通过尿道置入尿动力学检查测压管，能准确评估残余尿量、膀胱内压力、膀胱和尿道的功能及协调性，增加影像检查的同时不仅可实时观察充盈期和排尿期膀胱、膀胱颈及尿道的整体形状轮廓（充盈时可以显示膀胱的顺应性、形态，膀胱壁是否光滑、有无漏尿、反流、膀胱阴道瘘和膀胱直肠瘘等；排尿时可以显示膀胱收缩、膀胱颈的开放及程度，尿道是否梗阻和膀胱尿道协调功能等），而且可以显示有无上尿路扩张、肾积水等，提供尿路形态和功能的综合信息，为诊断和检查结果的准确解释提供综合的信息。这些图像保存到患者的病历中可为后来的复查提供非常重要的信息，对患者的诊疗和随访有重要意义。

因此，对部分遗尿患儿行 X 线 - 影像尿动力学检查尤为重要，该检查可以了解膀胱的形态功能、确定症状的原因和排除器质性病变，为确定治疗方案提供客观依据。有人将 VUDS 诊断称为"权威性结果"，该检查可为遗尿患儿的症状做出正确的诊断，如果临床表现和检查结果不相吻合，应重复检查。因此有专家建议，若遗尿患儿可以配合检查，无论是单症状性夜遗尿，还是复杂性遗尿，都应该做 VUDS 检查。

（周钊凯　整理）

53. 遗尿会遗传吗？

一个家族中有多人患有或患过遗尿症的现象很常见。家族中有遗尿病史的患者的遗尿被称为家族性遗尿（FPNE）。许多家长都想知道遗尿症会遗传吗？实际上，遗尿症不是典型的遗传性疾病，但是是一种常见且具有遗传倾向的疾病。

PNE 存在显著的家庭聚集现象，给患儿及其家庭心理和日常生活造成严重影响。由于遗尿症被认为随着年龄增长有自愈的可能，所以父母对孩子尿床的行为常不太重视，这就有可能延误对遗尿症的诊断和治疗。研究显示，FPNE 家庭中儿童遗尿症发生风险显著增加，且不易随着年龄的增长而自愈，治疗也多不理想。

遗尿症的遗传因素早已被认识，早在 20 世纪 50 年代和 60 年代的早期遗传学研究中就发现了遗尿的家族聚集现象。研究显示，23% 的中国 PNE 患儿有阳性家族史，且更多见于男性。在一项对以色列 100 名 PNE 患儿的调查中，73% 的家庭在直系亲属中发现有遗尿的阳性家族史，如果包括堂兄妹和叔伯，则增加到 83%。在 106 名 PNE 患儿中，von Gontard 等观察到 67 个家庭（63.2%）有阳性家族史，其中父亲 22.2%，母亲 23.9%，兄弟姐妹 16.5%。Mithani 和 Zaidi 报告在卡拉奇的 5000 名 3 ～ 13 岁儿童中有 308 名儿童患遗尿症，其中 25.6% 有遗尿阳性家族史。在一项横断面研究中，如果父母中的一方受到影响，患遗尿症的风险会增加 5 ～ 7 倍，如果父母双方都在童年时受到影响，遗尿症的风险会增加 11 倍以上。总之，流行病学研究清楚地表明，遗传因素在原发性夜遗尿的长期发展中最相关，并且是 SNE 复发的一个易感因素。

　　家系分析、孪生分析和隔代分析均显示出较高的遗传力。通过比较单卵双胞胎和异卵双胞胎可以有效地评估遗传因素对遗尿症遗传的影响程度。一项对英格兰和威尔士 2900 对双胞胎的研究表明，在夜间排尿控制的病因中，遗传和性别都是重要的交互作用因素。在另外一项研究中已经发现男孩的双胎遗传率为 67%，女孩为 70%。国外研究人员在对 338 对双胞胎的研究中发现，遗尿症在同卵双胞胎中的发生率为 68%，而在异卵双胞胎中的发生率为 36%，两者差别有统计学差异。在一项对新西兰儿童的研究中发现，PNE 家族史被证明是儿童不尿床年龄的最强有力的预测因素。文献研究显示，如果父母或他们的直系亲属中没有人患有 PNE，PNE 的患病率约为 15%；如果父母或其直系亲属中的一人患有 PNE，PNE 的患病率约为 44%；如果父母双方都有阳性病史，NE 的患病率可能高达 77%。

（刘亚凯　整理）

54. 遗尿需要检测基因吗？

　　基因检测是通过血液、其他体液或细胞对 DNA 进行检测的技术。通过特定的设备对被检测者细胞中的 DNA 分子信息做检测，分析它所包含基因的各种情况，从而使人们能够了解自己的基因信息明确病因或预知身体患某种疾病的风险。目前在临床上基因检测已经是诊断遗传性疾病的重要手段。对于具有遗传风险的疾病或经过正规的临床治疗而未能好转的疾病都建议行基因检测，其检测结果能更好地指导治疗。

大量研究显示 PNE 是一种有遗传倾向的疾病。我国 22.87% 的 PNE 患儿（5 ～ 12 岁）家族病史阳性，且通过分析 PNE 患儿家系特点发现可能多种遗传方式共存。对土耳其 420 名儿童（5 ～ 13 岁）进行调查后的结果显示，76.2% 的 PNE 患儿母亲有 PNE 病史，14.9% 的 PNE 患儿父亲有 PNE 病史。一项国外研究发现，部分由于 ADH 分泌紊乱导致的 PNE 有遗传特性，且 ADH 分泌紊乱。

另有文献报道，如果父母一方有遗尿症的病史，孩子 NE 尿床的发生率为 40%，父母双方有遗尿症病史，孩子尿床的发生率高达 70%。最近的研究发现，和 10 年前相比我国儿童 NE 的发生率有上升的趋势，5 岁儿童中 NE 的发生率为 15.3%，5 ～ 18 岁儿童 NE 的发生率为 7.88%，必须明确的是遗尿症不属于遗传病，但通过以上的研究数据得知，儿童遗尿症有明显的家族遗传倾向。也就是说上一代有尿床症状，后代子女不一定出现遗尿的表现，但是子女出现尿床的风险要比平常高。根据研究显示，儿童尿床存在明显的家族遗传倾向，而且在遗尿相关因素中，遗传因素大约占 15%，所以我们建议对于尿床严重的孩子，可以选择检测基因，这对于指导下一步治疗有很大帮助。经济能力相对较差时，可以先选择药物治疗等其他治疗方法，先控制孩子的尿床症状，有条件时再选择基因检测。

最新的文献显示，研究人员已经发现在 6 号染色体和 13 号染色体上有两个位点与遗尿症显著相关，在这两个位点上有 6 个基因变异点，其中有 5 个基因变异点在 6 号染色体上，有 1 个变异点在 13 号染色体上。他们的研究表明，确实有基因参与了遗尿症的发生发展，且对遗尿症有相当大的作用。因此，如果能对遗尿患儿进行基因检测将非常有利于发现患者是否有基因变化，是否有异常倾向，是否和临床症状有相关性。对于制定精准的治疗方案、搞清楚发病机制都有重要意义。

（刘亚凯　整理）

55. 电刺激能够治疗遗尿吗？

遗尿病因复杂，是一个多因素相关疾病。大脑控尿机制发育延迟和膀胱尿道功能障碍等是重要的原因。神经电刺激对促进大脑控尿机制发育成熟和治疗各种膀胱尿道功能障碍有明显的作用。因此，神经电刺激可以用于遗尿的辅助治疗。

（1）神经电刺激治疗遗尿的作用原理

神经电刺激治疗遗尿儿童的作用机制是通过调节骶神经至中枢上行传入通路或释放某些神经递质、抑制 C 纤维增生而增强膀胱上传信息、抑制逼尿肌不稳定收缩。它主要是使用电极通过神经调节来刺激会阴和胫总神经、阴茎背侧或骶部皮肤（$S_{2\sim3}$），使感知膀胱充盈症状得到较大的改善。同时也可以在骶旁神经电刺激过程中，通过激活前扣带回皮质和背外侧前额叶皮质来调节下尿路功能的兴奋性和抑制性来治疗遗尿中尿道不稳定情况。不仅如此，它通过增加大脑中的排尿反馈传感器及下腹交感神经通路来激活膀胱体感器；刺激骨盆或下肢的骶骨传入神经可通过增加对骨盆传出神经的抑制性刺激来降低逼尿肌收缩力。重复的刺激导致膀胱反应衰退和下调，从而降低逼尿肌活动。

（2）神经电刺激治疗遗尿的适应证

①由膀胱逼尿肌无收缩或收缩乏力引起的残余尿增多的遗尿患者；②尿道功能异常的遗尿患者（尿道不稳定、逼尿肌－括约肌协同失调）；③ DO 引起的遗尿患者且通过（DO）口服 M 受体阻滞剂药物治疗不佳者；④膀胱尿道功能紊乱合并功能膀胱容量减小的遗尿患者；⑤ RNE；⑥复杂性遗尿患者，复杂性遗尿为合并泌尿系统症状的遗尿症，白天有尿频、尿急或尿失禁表现，夜间遗尿次数常常在 1 次以上。

（3）神经电刺激的方法

临床上用于治疗遗尿神经电刺激的已从早期将电极永久埋植于骶 2、3 神经孔附近皮下，对骶 2、3 神经根直接行电刺激，发展到近年来采用针刺或表面电极进行周围神经末梢电刺激，这一类方法称作神经调节治疗。相对于永久置入电极，采用针刺或表面电极进行的电刺激治疗简单、安全，避免了永久置入电极可能出现的电极移位、组织不良反应等并发症，称为经皮神经调节治疗。经皮神经调节治疗有多种方法，可在不同部位对不同神经进行刺激，包括耻骨上区域、肛周、胫后神经电刺激。

（4）遗尿电刺激治疗的优势和劣势

神经电刺激治疗通过影响肌肉纤维和排尿反射在外周发挥作

用，也通过恢复脑干和皮质活动在中枢发挥作用。神经电刺激治疗不仅可以有效地改善遗尿患者的睡眠觉醒状态、增加膀胱功能容量、减少遗尿次数，而且还可改善白天伴随的异常排尿、排便症状。它是一种更为安全、无创、简单、不良反应少的物理治疗方法。但是其整体治愈率较低，同时治疗方法需要专业的硬件和软件辅助，对患者的依从性和理解能力都有一定的要求。

（贾茹　整理）

56. 遗尿的常见病因有哪些？

膀胱功能异常、觉醒障碍和夜间多尿是目前公认的儿童遗尿症的病因。但研究表明，除这三个直接病因外，还有很多暴露因素能够导致遗尿症的发病率上升，称之为遗尿的危险因素，比如家族遗传史、精神心理问题、性别、照顾者受教育水平低、长期使用尿不湿、阻塞性气道疾病、肥胖症、药物应用等，现在分别介绍如下。

（1）家族遗传史

如果父母一方遗尿，儿童童年时期患遗尿症的风险要高出5～7倍，如果父母双方都遗尿，那么风险要高出11倍。

（2）精神心理因素

精神心理问题和遗尿往往相互影响，心理问题可能是遗尿的病因，而遗尿往往也会导致心理问题。

（3）性别、照顾者以及文化程度

性别、照顾者及文化程度等因素对遗尿发病率的影响文献报道结果不一。Butler 等报告英格兰地区女童夜间膀胱控制的发育优于男童；而 Kanaheswari 等报告性别差异并非遗尿发病率的影响因素。性别、照顾者及文化程度是否是遗尿的危险因素还需要进一步研究。

（4）长时间使用尿不湿

近年随着经济的发展和人民生活日渐富裕，尿不湿的使用越来越普及，育儿方式也越来越"西方化"，年轻一代的家长已经广泛使用尿不湿。我们团队研究了尿不湿的使用与遗尿的关系，发现尿不湿的长期使用是遗尿发病率高的危险因素。

（5）阻塞性气道疾病

不同的关于遗尿症和阻塞性气道疾病之间关系的研究发现，气道手术，特别是扁桃体切除术后，遗尿症的好转率达到 50% 甚至更高，远远高于患儿自愈率。有人假设扁桃体切除术后，气道阻塞减轻，吸气时胸腔负压减小，心房钠尿肽减分泌减少，导致钠的分泌减少，从而使晚间尿量减少，遗尿相应好转。

（6）肥胖症

肥胖儿童和青少年比正常体重儿童和青少年更加容易患遗尿症。肥胖儿童和青少年有较高的概率合并阻塞性睡眠呼吸暂停和 2 型糖尿病，这可能是肥胖儿童青少年遗尿症的患病率高的解释之一。

（7）药物相关性遗尿

摄入治疗精神病如精神分裂症的药物如丙戊酸钠也可引起遗尿。研究报道，有丙戊酸钠诱发的遗尿症发病率为 2.2% ～ 24%。

总之，遗尿与许多相关因素有关。在制定遗尿治疗方案时需要考虑这些相关因素的影响。

（蒲青崧　胡绘杰　整理）

57. 如何鉴别遗尿是神经病变性膀胱引起的？

NB 是神经源性膀胱尿道功能障碍的简称，由神经本身的病变、外伤或手术等对神经损害所引起，特征为膀胱逼尿肌和（或）尿道括约肌的功能障碍导致储尿和排尿异常，最后引起双肾功能的损害。当患儿表现为遗尿，尤其是 NMNE 时，又无明显神经系统疾病，我们需要鉴别患儿是否为隐匿性的神经病变性 NB 引起。诊断和治疗 NB 需要注意以下问题。

（1）询问病史

重点了解与神经系统相关的情况，如既往脊髓和盆腔的疾病或手术史，排便、排尿异常和下肢症状出现时的年龄，以及缓解或加重情况。难治性排尿异常或排尿异常伴有排便异常（如便秘和大便失禁）常提示有神经损害的因素存在。

（2）临床症状

排尿异常可表现为尿急、尿频、排尿困难费力、尿失禁（以混合性尿失禁和急迫性尿失禁多见，伴尿潴留者常表现为充盈性尿失禁）、尿潴留。反复泌尿系统感染。

排便异常部分患儿可以表现为不同程度的便秘和大便失禁，其特点为便秘和大便失禁同时存在。

下肢畸形及步态异常严重者表现为肢体发育不对称或运动障碍。

（3）体格检查

耻骨上包块多为尿潴留扩张的膀胱，导尿后包块消失。

腰骶部肿块、皮肤异常或手术瘢痕提示有脊膜膨出或曾行脊膜膨出修补术。注意检查背部和腰骶部中线是否有脂肪瘤、异常毛发分布、皮肤凹陷、瘘管、窦道、血管瘤或色素痣等。

骶髓反射、肛门外括约肌张力和会阴部皮肤感觉异常。

神经病变体征如脊柱畸形、异常步态、异常腱反射。

下肢畸形和功能障碍下如肢和足部畸形、高足弓或槌状趾、双下肢不对称、单侧或双侧下肢或足萎缩，伴相应的去神经改变和顽固性溃疡。

（4）辅助检查

对怀疑有泌尿系感染者均应行血常规检查、尿常规检查、尿细菌培养和药物敏感试验等，以确定是否并发尿路感染和指导抗生素的应用。血液生化检查有助于发现反流性肾病及肾功能损害的程度。

影像学检查：①超声和 X 线检查：B 型超声观察肾脏形态、测量残余尿量和膀胱壁厚度等。较大儿童脊柱 X 线平片可发现脊柱畸形，如脊柱侧弯和腰骶椎裂等。②磁共振尿路成像（Uro-MRI）和放射性核素肾脏扫描：可用于评估肾脏功能、肾脏瘢痕及肾盂和输尿管排泄情况。MRI 能清晰显示中枢神经病变情况，如脊柱和脊髓的畸形和损伤程度，以及脊髓发育情况包括脊髓圆锥的位置等。

③膀胱尿道造影：能显示 VUR 及反流程度，严重患儿膀胱形态呈"圣诞树"样改变，膀胱长轴变垂直、壁增厚和憩室形成。④膀胱镜检查：可发现 PUV 及膀胱内各种病变，随着时间推移，小梁逐渐增多，小室、憩室逐渐形成。⑤尿动力学检查：是诊断、治疗效果评价和随访的主要手段。影像尿动力学检查可同时了解膀胱形态、是否存在膀胱憩室和 VUR、排尿期膀胱尿道开放情况等。

神经源性夜遗尿患儿的膀胱功能障碍发生率要明显高于单症状性夜遗尿患儿，其不仅表现为夜遗尿，还伴随有白天排尿异常症状，而且极易导致上尿路损害。因此对于遗尿患儿首先应区分是否存在神经性病变，并进行尿动力学检查，了解膀胱尿道功能，从而为有效治疗提供依据并预测治疗效果。

（张艳　整理）

58. 泌尿道感染能引起遗尿么？

儿童泌尿系感染（urinary tract infection，UTI）一般不会引起遗尿，但是遗尿的一个危险因素。儿童遗尿常见的膀胱功能改变有 DO、FBC 减少和 DSD 等，DO 在遗尿患者中最多见。UTI 容易引起 DO 和 DSD。因此，UTI 偶尔也可以引起遗尿。但是，UTI 引起的遗尿一般是暂时的，UTI 治愈后遗尿症状多随之消失。

因此，遗尿患者需要做尿常规等检查，排除泌尿系感染。下面介绍一下 UTI 的诊断方法。

（1）临床表现和分型

UTI 根据感染部位、发病次数、症状和混杂因素具有不同的分类标准。

1）根据部位

①下尿路感染（膀胱炎）：尿痛、尿频、尿急、恶臭尿液、尿失禁、血尿和耻骨上区疼痛。②上尿路感染（肾盂肾炎）：发热（体温 > 38 ℃）、腰痛；年幼儿可表现为纳差、生长落后、嗜睡、易激惹、呕吐或腹泻等。

2）根据发病次数

①初次感染：第 1 次发病；②复发性感染：2 次及以上。

3）根据症状

①无症状菌尿：无白细胞或症状；对于菌尿显著者，可能存在无症状白细胞尿。②症状性泌尿系统感染：尿路刺激症状、耻骨上区疼痛（膀胱炎）、发热和乏力（肾盂肾炎）等。

4）根据是否伴混杂因素分型

①简单型：泌尿系统结构和功能正常，肾功能正常，免疫系统正常；②复杂型：伴有泌尿系结构或功能异常。

（2）尿液分析和尿培养

尿液分析是临床最常见的 UTI 筛查指标，一般认为，离心尿标本中白细胞 ≥ 5/HP，未离心尿标本中白细胞 ≥ 10/HP 提示存在泌尿系感染。

尿培养一直是公认的诊断泌尿系感染的金指标。对于女童 1 次清洁中段尿培养菌落计数大于 10^5 考虑可以诊断，如 3 次阳性结果，那么感染的可能性大于 95%，如果菌落计数在（$10^4 \sim 10^5$）/mL，则结合临床症状，需重复培养，低于 10^4 /mL 考虑污染；而男童清洁中段尿标本培养菌落计数大于 10^4 /mL 提示泌尿系感染；无论性别，经导尿获得的尿标本菌落计数达到 10^4 /mL 均考虑感染，介于（$10^3 \sim 10^4$）/mL 时应予复查；对于膀胱穿刺尿的培养结果只要发现革兰阴性菌即可诊断，阳性球菌菌落计数 > 10^2 /mL 方考虑感染存在。

（3）影像学检查

对于经过尿常规和尿培养明确诊断 UTI 的儿童，需进一步行影像学检查了解有无泌尿系畸形。

超声检查适用于有疼痛或血尿的 UTI 患儿，对于所有伴发热的 UTI 患儿，如治疗 24 小时无改善应行肾脏和膀胱超声检查。如果怀疑 VUR 就需要考虑排尿造影或影像尿动力学检查。

^{99m}Tc 二巯基丁二钠（DMSA）肾静态显像和排泄性膀胱尿路造影（voiding cystourethrography，VCUG）检查。近年发现超声对肾损害高危儿的漏诊率较高。急性期 UTI 时，DMSA 清除率的改变表明存在肾盂肾炎或肾实质损害，这些改变与扩张型 VUR 的存在、UTI 复发风险及未来肾瘢痕形成风险有较高的相关性。绝大多数 DMSA 肾静态显像异常的患儿存在扩张型 VUR。具有 VUR 的患者发生肾瘢痕者占 37%，高于无 VUR 的 UTI 患者（12%）。

（张艳 整理）

59. 遗尿什么情况下需要做大脑 MRI 评估？

遗尿的发病原因之一是大脑排尿控制中枢发育延迟。通过什么检查能确定大脑发育延迟或排尿控制中枢有异常，这是遗尿儿童父母经常询问的一个问题。大脑 MRI 检查是帮助了解大脑发育是否正常的重要方法。

膀胱功能的控制是儿童发育过程中重要的里程碑。正常情况下，5 岁以后小儿大脑皮层发育完全，可控制机体排尿反射，若发育不全，则保留婴幼儿的排尿特点，睡眠中大脑皮层控制能力下降，容易出现遗尿。另外多数遗尿儿童伴有夜间唤醒困难，且唤醒后意识不清楚。觉醒困难儿童的觉醒中心可能受到抑制；膀胱的信号不断刺激大脑使大脑对膀胱信号麻痹，就像在睡眠的时候如果有人不停地在敲门，人们可能会渐渐地忽视敲门声。下丘脑中有重要的促进清醒的区域，这些结构包括腹外侧视前核、网状激活系统和低视神经系统，它们是睡眠 - 觉醒调节的主要组成部分，也就是所谓的觉醒开关，位于下丘脑后部的结节乳头核投射到与觉醒有关的高级皮层结构。近年来，随着功能磁共振技术的进步，关于遗尿患儿大脑功能的研究逐渐增多。有学者利用静息态脑功能磁共振成像技术研究 NE 儿童的脑功能变化，发现 NE 儿童内侧额叶额中回、额下回、左侧中脑部分区域及枕叶等神经元活动异常，认为这些脑区的功能异常可能影响患儿的排尿控制和排尿决策，从而引起遗尿。因此，对于 5 岁以上、仍频繁出现夜间遗尿且夜间唤醒困难的儿童可行大脑功能 MRI 检查，评估大脑皮层发育情况，为评估尿控发育提供参考。

此外，遗尿的发病机制之一是夜间多尿。夜间多尿是指夜间尿量超过年龄 EBC 的 130%，EBC=［30+（年龄 ×30）］mL。夜间多尿的机制之一是 ADH 的分泌紊乱。正常儿童早期逐渐获得尿量分泌昼夜节律，夜间分泌 ADH 增多，尿液重吸收增多，这一节律使得夜间睡眠期间尿量产生减少。部分遗尿患儿夜间 ADH 分泌较低，导致夜间多尿，从而发生遗尿。ADH 由下丘脑产生，运输到垂体分泌，垂体病变可导致 ADH 分泌减少。因此，对于 ADH 分泌紊乱的遗尿患儿，可行大脑 MRI 评估垂体情况。

（张晨阳　王庆伟　整理）

60. 遗尿什么情况下需要做睡眠情况下的尿动力评估？

众所周知，尿动力学检查能帮助我们了解遗尿儿童的膀胱尿道功能，但是常规尿动力学检查都是在白天进行的，儿童遗尿发生在晚上。这样可能就会出现疑问，白天的尿动力学检查能反映晚上儿童膀胱功能吗？的确，许多遗尿儿童的常规尿动力学检查显示膀胱尿道功能正常，另一些同样遗尿症状的儿童却发现膀胱尿道功能异常，使人很难解释其原因。因此，我们面临的问题是为什么不在遗尿儿童睡眠的情况下做尿动力学检查，什么情况下需要睡眠情况下的尿动力学检查？

儿童的膀胱容量会随年龄的增长而增加至 350 ～ 500 mL，但是遗尿症患儿的功能膀胱容量比其对应年龄的正常膀胱容量低，患儿小便次数相对较多，更加容易发生尿床。另外，研究发现遗尿患儿白天和夜间的功能膀胱容量并不相同，在正常儿童中，夜间功能膀胱容量是白天的 1.6 ～ 2.1 倍，但是遗尿患儿夜间功能膀胱容量下降，而白天则正常。因此，可以推测夜间功能膀胱容量减小与遗尿关系较为密切，因为其反映了患儿睡眠状态的膀胱储存尿液的能力，即使患儿夜间产生的尿量处于正常范围，但由于膀胱并不能储存正常的尿量而发生遗尿。

虽然常规尿动力学检查已经广泛应用于下尿路功能障碍疾病的临床评估，但因其人工灌注速度可能超过膀胱尿液生理充盈速度，且遗尿患儿年龄普遍较小，留置尿道及肛门测压管对其生理、心理影响较大，存在假性结果可能增加。而 AUM 是新兴的一种无线传输技术，使患者处于非监视状态，通过便携式微型记录仪与测压管相连，进行更符合生理状态的尿液自然充盈的膀胱功能检测，可以使患儿不局限于检查室，因器械造成的生理心理影响较小，因此获得的数据也更加准确。AUM 的出现为遗尿患儿夜间睡眠状态下膀胱功能的评估提供了一种新方法。最新的遗尿专家共识指出，AUM 检查更加符合患儿遗尿发生的生理条件，能够明确患儿夜间膀胱功能障碍的类型及严重程度。有学者对遗尿患儿的常规尿动力及夜间动态尿动力进行对比研究发现，夜间动态尿动力学监测的夜间最大逼尿肌收缩压力、DO 检出率均高于常规尿动力，同时有患儿在常规尿动力中未能检测出 DO，而在夜间动态尿动力中被检测出来。

因此，对于白天行常规尿动力学检查未发现明显异常的遗尿患儿，可以行夜间动态尿动力学监测，以更加精准地评估患儿的膀胱功能。

（张晨阳　王庆伟　整理）

61. 用弥凝治疗遗尿需要注意什么？

弥凝通用名称为醋酸去氨加压素片（Desmopressin Acetate Tablets），主要成分为醋酸去氨加压素。化学名称为 1- 去氨基 -8-D 精氨酸加压素醋酸盐。使用弥凝治疗遗尿注意事项如下。

（1）注意药物适应证和用法用量

弥凝用于治疗 6 岁或以上患者的夜间遗尿症，也用于治疗中枢性尿崩症。服用弥凝后可减少尿液排出，增加尿渗透压，降低血浆渗透压，从而减少尿频和夜尿。治疗夜间遗尿症，弥凝规格为 0.1 mg/ 片，晚饭后 1 小时口服，1 次 / 天，每次 2 片。服用 2 周后如果没有完全停止遗尿，剂量可增加到 4 片。治疗 4 周后联系医生是否需要调整药物剂量。一般有效服用药物至少 8 周后开始逐渐减少药量。睡前 2 小时避免摄入任何液体（水和饮料等）。药物剂量的调整需同临床医生联系。剂量因人而异，应区分调整。

（2）注意不良反应和禁忌证

1）弥凝不良反应

使用弥凝时若不限制饮水可能会引起水潴留 / 低钠血症。常见的不良反应有头痛、腹痛和恶心；罕见皮肤过敏反应、低钠血症和情绪障碍；仅有个别全身过敏反应的报道。

2）弥凝禁忌

①习惯性或精神性烦渴症患者 [尿量超过 40 mL/（kg·24 h）]；②心功能不全或其他疾患需服用利尿剂的患者；③中重度肾功能不全患者（肌酐清除率低于 50 mL/min）；④抗利尿激素分泌异常综合征（SIADH）患者；⑤低钠血症患者；⑥对醋酸去氨加压素或药物的其他成分过敏者。

3）其他注意事项

急迫性尿失禁、器官病变导致的尿频或多尿，以及烦渴和糖尿病的患者不适合用本品治疗。弥凝用于治疗夜遗尿时，应在服药前 1 小时和服药后 8 小时限制饮水。若治疗时未严格控制饮水将出现水潴留和（或）低钠血症及其并发症状（头痛、恶心、呕吐和体重增加，更严重者可引起抽搐），此时应终止治疗直到患者完全康复。在以下情况下，应严格控制饮水并监测患者血钠水平：①与已知可导致 ADH 分泌异常综合征（SIADH）的药物（如三环类抗抑郁剂、选择性血清素再摄取抑制剂、氯丙嗪、卡马西平）合用时；②与非甾体抗炎药（NSAIDs）合用时。治疗期间，出现体液和（或）电解质失衡急性并发症（如全身感染、发烧、感冒和肠胃炎）时，应立即停止夜遗尿的治疗。

（3）弥凝贮藏

室温（不超过 25 ℃）和干燥处（相对湿度不超过 60%）保存。在温度较高或较潮湿的地方，药瓶宜贮存于冷藏箱内，瓶盖须拧紧（内有防潮剂）。弥凝有效期为 36 个月。

（文一博 整理）

62. 遗尿儿童使用健脑素的方法和注意事项是什么?

遗尿儿童多伴有晚上睡眠觉醒障碍或"叫不醒",常需要用健脑素治疗。健脑素主要成分是 DHA(不饱和脂肪酸二十二碳六烯酸)。英国脑营养研究所克罗夫特教授和日本著名营养学家奥由占美教授最早揭示了 DHA 的奥秘,他们的研究结果表明,DHA 是人的大脑发育、成长的重要物质之一。研究证实吃健脑素能使大脑聪明,现在已经成为治疗由大脑觉醒障碍引起的遗尿症的辅助药。本文简单介绍健脑素的使用方法和注意事项。

首先需要了解健脑素作用原理。充足的各种脂肪酸是人体维持各种组织所正常功能所必需的物质,如果缺乏,则可引发一系列症状,包括生长发育迟缓、皮肤异常鳞屑、智力障碍等。人的记忆、思维能力取决于控制信息传递的脑细胞、突触等神经组织的功能,即信息在神经系统内的传递范围、方向和作用。DHA 在神经组织中约占其脂肪含量的 25%,突触是控制信息传递的关键部位,由突触膜和间隙组成,DHA 有助于其结构完整和功能发挥。当膳食中长期缺乏 DHA 时,结构就会遭到破坏,进而对信息传递、思维能力产生不良影响。DHA 作为一种脂肪酸,其增强记忆与思维能力、提高智力等作用更为显著。人群流行病学研究发现,体内 DHA 含量高的人的心理承受力较强、智力发育指数也高。

该药属于保健药,主要成分是 DHA。在医保商店和网络中有很多儿童用的健脑素类药。使用方法主要参考说明书。儿童健脑素软胶囊（商品名称）的商品规格为 0.5 g×100 粒，用法用量为每日 1 次，每次 1 粒，晚饭后口服。

最后，服用健脑素的注意事项包括：①健脑素的主要成分是 DHA，而 DHA 是以脂肪的形式存在的，吃后在十二指肠内要靠胆汁的帮助才能被吸收。一般在吃了含蛋白质和脂肪多的食物后，才会通过胃肠黏膜上的神经反射引起胆汁分泌。所以，应在吃鸡蛋、鱼、豆腐等食品后，服用这些营养品，这样吸收才充分。②健脑素胶囊，不建议长期服用，长期服用可能会出现一些不良反应。例如恶心、呕吐，严重者甚至会有胃痛、失眠、无食欲感。

（文一博 整理）

63. 山莨菪碱（654-2）治疗儿童遗尿的注意事项是什么？

山莨菪碱，英文名称 Anisodamine。中文又名 7- 羟基莨菪碱、消旋氢溴酸山莨菪碱、山莨菪碱氢溴酸盐，是我国特产茄科植物山莨菪中提取的一种生物碱，常简称"654"，其天然品称为"654-1"。用人工合成方法制得的产品"654-2"，属于神经系统药物，作用于自主神经系统的抗胆碱药。该药用于治疗遗尿主要作用是改善膀胱功能。下面介绍一下山莨菪碱（654-2）片的药理作用和用法。

（1）药理作用

山莨菪碱有明显的外周抗胆碱作用，能对抗乙酰胆碱引起的膀胱平滑肌收缩，并能使其张力降低。其抑制唾液分泌的作用是阿托品的 1/20 ～ 1/10。

（2）药代动力学

山莨菪碱口服吸收较差，口服 30 mg 后组织内药物浓度与肌内注射 10 mg 者相近。静脉注射后 1 ～ 2 min 起效。半衰期约 40 min。注射后很快从尿中排出，无蓄积作用。其排泄比阿托品快。

（3）适应证和药物用法用量

①单纯白天尿频、尿急伴或不伴有尿失禁，早饭后口服 5 ～ 10 mg，每天 1 次；②晚上遗尿（尿床）不伴有白天尿频、尿急等排尿异常症状，则晚饭后口服 5 ～ 10 mg，每天 1 次；③晚上遗尿（尿床）伴有白天尿频、尿急等排尿异常症状，则早晚饭后各口服 5 ～ 10 mg。

（4）不良反应

山莨菪碱不良反应与阿托品相似，但毒性较低。可有口干、面红、心率增快、轻度扩瞳、视近物模糊等。个别患者有心率加快及排尿困难等，多在 1 ～ 3 小时内消失。用量过大时亦有阿托品样中毒症状，可用新斯的明或氢溴酸加兰他敏解除症状。但山莨菪碱排泄快（半衰期为 40 分钟），无蓄积作用，对肝肾无损害。极少病例在一次肌内注射 5 mg 后，扩瞳作用特别敏感，视力极度模糊，持续时间接近 10 天。

（5）禁忌证

①颅内压增高、脑出血急性期患者；②青光眼患者；③新鲜眼底出血者；④恶性肿瘤患者。

（6）注意事项

①本药物起始剂量比较小，一般 3 ～ 7 岁儿童每天用 5 mg，7 岁以上每天 10 mg，药物无效者可以适当增加剂量。②该药物抑制逼尿肌收缩，有时可引起排尿困难或残余尿增多。因此服药 3 天后 B 超复查残余尿是否增多，如果增多，药物减量或停药。③口服药物后，出现轻微的口干、面红、心率增快不影响继续用药。口干明显时可口含酸梅或维生素 C，症状即可缓解。④用量过大时可出现阿托品样中毒症状，可用新斯的明或氢溴酸加兰他敏解除症状。⑤出现任何不良反应都要及时联系医生处理。

（7）药物相互作用

①山莨菪碱可抑制胃肠道蠕动，使维生素 B_2 在吸收部位的滞留时间延长，吸收增加。②山莨菪碱与其他抗胆碱药合用可能引起抗胆碱作用相加，增加不良反应。合用时可减少用量。

（文一博　整理）

64. 如何配合尿动力学检查及检查前后的注意事项有哪些？

尿动力学检查及检查前后的注意事项如下。

（1）尿动力学检查前准备

提前 1 ～ 2 小时排便（必要时开塞露辅助），可提前半小时至 1 小时憋尿（适量憋尿，保持一定尿量）。

检查前测定传染病四项（快速测定）（如有传染病检查耗材等需要特殊处理）。检查需要备生理盐水 500 mL 充盈灌注膀胱用。如果做影像尿动力学检查，另备造影剂（医院购买）。

避免检查前的焦虑和紧张：留置膀胱测压导管前避免过于紧张，尽量放松盆底肌肉（留置膀胱测压管时一般有轻度的不适，尿管置入膀胱后不适会缓解）。

进行 UFM 前憋尿仅需要一般尿意，无须过度憋尿。检查一般不使用麻醉剂和镇静剂。

（2）尿动力学检查过程及需要的时间

尿流率和残余尿量测定：自由排尿，尿流计自动记录尿流率和排尿量及排尿时间等，然后 B 超测定残余尿（根据需要排尿前测定膀胱容量、形态和肾脏输尿管是否扩张）。

压力容积或压力流率测定或影像尿动力学检查：经尿道放置测压管，放置肛门测压管，连接电脑记录装置（根据需要记录盆底肌电图等）。然后生理盐水充盈膀胱（影像尿动力学检查时充盈混有造影剂的生理盐水），直到排尿发生时止。检查一般需要 1 个小时左右。

（3）如何配合尿动力学检查

检查过程中尽量保持身体不能移动。尽力保持安静，避免哭闹引起的腹压干扰等。检查时可以通过玩玩具、听音乐、看手机或视频、家人安抚等方式使保持安静。较大儿童或成人要及时告诉医生检查过程中的不适或有尿意等。医生嘱咳嗽时应配合好。让排尿时尽力排尿，不要担心尿管影响排尿。

中国医学临床百家

（4）尿动力学检查后注意事项

检查后需要多饮水、多排尿、勤排尿，减小泌尿系统感染的发生可能。部分膀胱和尿道过于敏感的患者，也需要结合饮水来缓解导尿操作带来的短暂不适。

无须预防性口服抗生素。若尿动力学检查之前合并轻度泌尿系统感染的患者可以继续按照医嘱服用抗生素，需定期复查尿常规等。

（文一博　整理）

65. 遗尿需要常规做超声检查吗?

超声检查具备实时扫查的特点，可以在动态中进行多次测量，同时兼备无创、符合生理、简单及重复性高等优势。在泌尿系统检查中超声可以观察肾脏、输尿管、膀胱的二维形态结构和血供情况，并测量残余尿量（PVR）。2019 年《儿童遗尿症诊断和治疗中国专家共识》推荐对所有初诊的遗尿患儿均应进行泌尿系统超声检查。

儿童遗尿症病因复杂，其中膀胱功能紊乱一直是学者们密切关注的问题。超声可检查遗尿患儿泌尿系统发育情况，排除器质性疾病；还可安全无创地检测患儿的 FBC、膀胱壁厚度、PVR 等参数，有助于提高对遗尿症临床表现的认识而采用针对性治疗，提高治疗效果。当测得膀胱容量＜相应年龄预期膀胱容量的 65.0% 时，可诊断为膀胱容量偏小。

值得一提的是，BWT 反映了膀胱的工作负荷，超声成为测量 BWT 的最简单的非侵入性方法，BWT 是对膀胱逼尿肌功能的间接测量方法，高度依赖于膀胱容积，BWT 与膀胱充盈程度的相关性仍是一个争论的话题。同时，应用超声研究儿童 BWT 时，应明确说明膀胱壁测量的解剖部位。儿童膀胱壁的厚度随着年龄增长会稍有增加，男孩的膀胱壁相对于女孩稍厚。超声膀胱壁厚度测定近年来逐渐被用于代替常规尿动力学检查评价膀胱功能并预测上尿路扩张，诊断下尿路梗阻。

将超声测定 PVR 与尿流率结合能提供关于膀胱功能更详细的信息，与单独测定尿流率相比能更全面地评价下尿路功能。《儿童遗尿症诊断和治疗中国专家共识》推荐对遗尿患儿常规进行尿流率和超声测定 PVR 筛查。

总之，超声检查具备实时、动态、无创、简单可重复等诸多特点，有助于发现泌尿系统结构异常、膀胱壁厚度、PVR 和直肠是否有粪块，对所有初诊的遗尿患者均应进行超声检查。

（王俊魁 整理）

66. 遗尿可以康复治疗吗？

康复治疗已经广泛应用于损伤、发育缺陷等造成的身心功能障碍或残疾的恢复。实践证明康复治疗也有利于遗尿的恢复。ICCS 推荐遗尿的基础排尿疗法中行为治疗、唤醒训练和生物反馈等都是康复治疗的内容。遗尿的康复治疗主要包括物理治疗（生物反馈、生物反馈联合电刺激、功能磁刺激治疗）、传统康复疗法（推拿和针灸疗法）及心理治疗等。可见康复治疗有益于遗尿的恢复。

正确利用康复方法治疗遗尿首先需要了解康复治疗的适应证：①患儿症状较为严重，行为或药物治疗效果不佳的患儿；②经尿流动力学检查发现存在 OAB、尿道不稳定和（或）逼尿肌 – 括约肌不协调、尿失禁等；③能够配合治疗者。

使遗尿儿童感觉到盆底肌肉群的存在，是建立排尿控制的重要基础。一旦感觉到这群肌肉的存在，学会排尿时，适当放松这群肌肉，才是治疗成功的基石。康复治疗给予患儿帮助如下。

1）生物反馈是利用电子或机械仪器传递感知证据，帮助患者控制生理过程或功能。主要通过可视化肌电描记、尿流或将这些参数融入视频游戏格式，帮助孩子在膀胱收缩期间协调盆底肌肉的放松。通过直接反馈，儿童能够放松盆底肌肉，以获得所需的肌电图追踪或最佳尿流曲线。这样就可以学习并掌握尿道括约肌在什么部位，排尿时尽量要放松该部分肌肉。

2）生物反馈电刺激治疗能快速激活阴部神经纤维的传导，进而直接作用于包括尿道外括约肌在内的盆底横纹肌群，改善肌肉间的协调能力；还能加强抑制性神经纤维的作用，抑制从膀胱传出的上行性神经通路，从而抑制膀胱兴奋性，不仅能增强膀胱、尿道肌群稳定性，而且能有效协调肌肉收缩、舒张频率，从而有效增强患儿排尿控制能力。虽然生物反馈结合电刺激对于 DES 患儿的治疗在国内外应用较少，但已有学者开展并得到了有效的结果，综合治愈及改善率可达 90% 左右。

3）功能磁刺激治疗的主要机制是通过埋入的磁线圈产生持续的脉冲电磁场，持续的脉冲电磁场深入盆底肌，刺激和兴奋盆底神经，引起盆底肌肉收缩，从而增强盆底肌的力量，改善患者的症状和体征。同时，磁场的调节对人体无创，因此相较于其他侵入性操作，磁刺激是一种相对安全的操作方法。有 2 项研究表明磁刺激治疗夜间遗尿症的效果显著，可以明显减少患儿尿失禁的次数及改善膀胱容量。

以上康复治疗方式帮助遗尿患儿掌握尿道括约肌在身体内部的位置以后，冥想在排尿时，要放松该肌肉，不可以用力排尿，便可以轻松尿出一座"小山"并有效地改善患儿症状，减轻心理负担。让患儿实现永久性干床不是梦。

（宋斌　整理）

参考文献

[1] 文建国，蒲青崧．青少年顽固性遗尿症的病因学及治疗研究进展．大理大学学报，2019，4（10）：7-11．

[2] 中华医学会小儿外科学分会小儿尿动力和盆底学组和泌尿外科学组．儿童遗尿症诊断和治疗中国专家共识．中华医学杂志，2019，99（21）：1615-1620．

[3] 文建国，王庆伟．小儿尿动力学检查在脊髓栓系综合征诊断和治疗中的应用．中华小儿外科杂志，2009，30（5）：327-329．

[4] 中国康复医学会康复护理专业委员会．神经源性膀胱护理实践指南（2017年版）．护理学杂志，2017，32（24）：1-7．

[5] 文建国，李云龙，袁继炎，等．小儿神经源性膀胱诊断和治疗指南．中华小儿外科杂志，2015，36（3）：163-169．

[6] 李论，兰颖，李娜，等．中西医治疗儿童功能性便秘现状观察．辽宁中医药大学学报，2019，21（5）：222-224．

[7] 王茂贵，王宝西．儿童便秘的基础治疗．实用儿科临床杂志，2006，21（7）：446-448．

[8] 陈英．针刺穴位注射心理暗示综合治疗小儿遗尿症 100 例．中外健康文摘，2011，8（8）：447-448．

[9] 马骏，金星明，章依文，等．儿童原发性夜间遗尿症生理心理治疗的疗效及随访评估．中国循证儿科杂志，2008，3（5）：362-367．

[10] 唐柳平，马梁红，程琳，等．家庭系统心理行为治疗儿童遗尿症临床研究．华夏医学，2008，21（5）：9007-909．

[11] 王庆伟，文建国．儿童夜间遗尿症病因及发病机制研究进展．中华泌尿外科杂志，2008，29（z1）：86-88．

[12] 李延伟，文一博，王一鹤，等．河南省农村儿童与城市儿童夜遗尿患病率及影响因素的调查研究．临床小儿外科杂志，2019，18（10）：844-848．

[13] 刘欣健，贾智明．儿童原发性遗尿发病机制的研究进展．临床小儿外科杂

志，2018，17（3）：231-235.

[14] 文建国.遗尿症的发病机制及诊断和治疗新进展.郑州大学学报：医学版，2017，52（6）：661-667.

[15] 王庆伟，万听想，车英玉，等.原发性单症状性夜遗尿症患儿静息态磁共振脑功能成像和动态尿动力学研究.中华实用儿科临床杂志，2019，34（8）：618-622.

[16] 贾智明，文建国，朱文，等.动态尿动力学和常规尿动力学检查评估难治性单症状性夜遗尿症的对比.中华医学杂志，2021，101（2）：142-146.

[17] 文建国，贾智明，吴军卫，等.儿童遗尿的评估和治疗进展.现代泌尿外科杂志，2015，20（1）：4-9.

[18] 吴洁，袁梦，吴野，等.骶神经磁刺激联合康复训练治疗儿童原发性夜间遗尿症.中华儿科杂志，2021（8）：684-688.

[19] 刁宏旺，李守林，陈进军，等.生物反馈治疗膀胱过度活动症的疗效及影响因素分析.临床小儿外科杂志，2018，17（7）：496-500.

[20] 吕宇涛，文建国，袁继炎，等.小儿尿动力学检查专家共识.中华小儿外科杂志，2014，35（9）：711-715.

[21] 文建国，翟荣群.遗尿症的诊断和治疗.临床外科杂志，2016，24（2）：98-101.

[22] 吕磊，文建国.儿童尿流动力学检查相关术语解读与临床应用.临床小儿外科杂志，2020，19（11）：973-980.

[23] 张艳，高新梅，文建国.尿流率测定 // 文建国.小儿尿动力学.北京：人民卫生出版社，2021：168-174.

[24] 吕麟亚.儿童原发性夜间遗尿症骶神经传导功能研究及阴部神经低频电刺激术疗效观察.重庆：重庆医科大学，2006.

[25] 毕允力，阮双岁，徐虹，等.30 例复杂性遗尿经皮神经调节治疗的初步研究.临床小儿外科杂志，2006，5（2）：85-87，104.

[26] 文建国.小儿尿动力学.北京：人民卫生出版社，2021：182-192.

[27] ELMISSIRY M，ABDELKARIM A，BADAWY H，et al.Refractory enuresis

in children and adolescents: how can urodynamics affect management and what is the optimum test?JPediatr Urol, 2013, 9（3）: 348-352.

[28] STEIN R, BOGAERT G, DOGAN H S, et al. EAU/ESPU guidelines on the management of neurogenic bladder in children and adolescent part II operative management.Neurourol Urodyn, 2020, 39（2）: 498-506.

[29] GROEN J, PANNEK J, CASTRO DIAZ D, et al. Summary of European Association of Urology（EAU）guidelines on neuro-urology. Eur Urol, 2015, 69（2）: 324-333.

[30] KAJIWARA M, INOUE K, USUI A, et al.The micturition habits and prevalence of daytime urinary incontinence in Japanese primary school children.J urol, 2004, 171（1）: 403-407.

[31] ZHANG H W, LIU F L.Biofeedback treatment of functional constipation in children.Contemporary Medicine, 2009, 15（7）: 40-41.

[32] HJALMAS K, ARNOLD T, BOWER W, et al.Nocturnal enuresis: an international evidence based management strategy.J Urol, 2004, 171（6）: 2545-2561.

[33] LEI D, MA J, DU X, et al.Spontaneous brain activity changes in children with primary monosymptomatic nocturnal enuresis: a resting-state fMRI study. Neurourol Urodyn, 2012, 31（1）: 99-104.

[34] HU H J, ZHANG Z W, LIANG Y, et al. Prevalence, risk factors, and psychological effects of primary nocturnal enuresis in Chinese young adults. IntNeurourolJ, 2021, 25（1）: 84-92.

[35] ANDING R, SMITH P, JONG T, et al. When should video and EMG be added to urodynamics in children with lower urinary tract dysfunction and is this justified by the evidence? ICI-RS 2014.Neurourol Urodyn, 2016, 35（2）: 331-335.

[36] SOUZA T M P, DE LIMA G S, PASQUALINI L B, et al.Electrical nerve stimulation therapy in refractory primary monosymtomatic enuresis - A sistematicreview. JPediatr Urol, 2021, 17（3）: 295-301.

[37] WEN J G，WANG Q W，CHEN Y，et al. An epidemiological study of primary nocturnal enuresis in Chinese children and adolescents.Eur Urol，2006，49（6）：1107-1113.

[38] JØRGENSEN C S，HORSDAL H T，RAJAGOPAL V M，et al.Identification of genetic loci associated with nocturnal enuresis：a genome-wide association study. Lancet Child Adolesc Health，2021，5（3）：201-209.

[39] WEN J G，DJURHUUS J C，ROSIER P F W M，et al. ICS educational module：Pressure flow study in children.Neurourol Urodyn，2018，37（8）：2311-2314.

中英文缩写对照表

遗尿（nocturnal enuresis，NE）

尿床（bed wetting，BW）

抗利尿激素（antidiuretic hormone，ADH）

国际儿童尿控协会（International Children's Continence Society，ICCS）

国际尿控协会（International Continence Society，ICS）

逼尿肌 - 括约肌协同失调（detrusor-sphincter dyssynergia，DSD）

间断排尿（intermittent voiding，IV）

原发性夜间遗尿（primary nocturnal enuresis，PNE）

继发性夜间遗尿（secondary nocturnal enuresis，SNE）

顽固性夜间遗尿（refractory nocturnal enuresis，RNE）

单症状性夜遗尿（monosymptomatic nocturnal enuresis，MNE）

非单症状性夜遗尿（non-monosymptomatic nocturnal enuresis，NMNE）

多导睡眠监测技术（polysomnography，PSG）

功能磁共振成像（functional magnetic resonance imaging，fMRI）

静息态脑功能磁共振成像（resting-state functional magnetic resonance imaging，Rs-fMRI）

夜间异相睡眠（paradoxical sleep，PS）

功能性膀胱容量（functional bladder capacity，FBC）

夜间逼尿肌过度活动（nocturnal detrusor over activity，NDOA）

注意缺陷多动障碍（attention deficit hyperactivity disorder，ADHD）

排尿后残余尿量（post-voiding residual volume，PVR）

隐匿性脊柱裂（spina bifida occulta，SBO）

阻塞性睡眠呼吸障碍（sleep disorders breathing，SDB）

上呼吸道梗阻（upper airway obstruction，UAO）

膀胱容量厚度指数（bladder volume and wall thickness index，BVWI）

膀胱壁厚度（bladder wall thickness，BWT）

排尿日记（voiding diary，VD）

频率 - 尿量表（frequency-volume chart，FVC）

排尿时间表（micturition time chart，MTC）

膀胱日记（bladder diary，BD）

夜间总尿量（total voided volume，TVV）

单次最大排尿量（maximum voided volume，MVV）

夜尿量（nocturnal urine volume，NUV）

夜间多尿症（nocturnal polyuria，NP）

夜尿指数（nocturia index，Ni）

夜间膀胱容积指数（nocturnal bladder capacity index，NBCi）

预期夜尿次数（predicted number of nightly voids，PNV）

日间排尿频率（daytime voiding frequency，DVF）

平均排尿量（average voided volume，AVV）

逼尿肌过度活动（detrusor overactivity，DO）

逼尿肌活动低下（detrusor underactivity，DU）

膀胱活动低下（under active bladder，UAB）

膀胱过度活动症（over active bladder，OAB）

中枢神经系统（central nervous system，CNS）

后尿道瓣膜（posterior urethral valves，PUV）

排泄性膀胱尿道造影（voiding cystourethrography，VCUG）

输尿管开口异位（ectopic ureteral orifice，EUO）

尿道不稳定（urethral instability，URI）

功能性便秘（functional constipation，FC）

预期膀胱容量（expected bladder capacity，EBC）

膀胱出口梗阻（bladder outlet obstruction，BOO）

尿动力学技术规范（good urodynamic practice，GUP）

标准排尿日记（International Consultationon Incontinence

Questionnaire-bladderdiary，ICIQ-BD）

电子排尿日记（electronic voiding diary）

尿流率测定（uroflowmetry，UFM）

最大尿流率（maximum flow rate，Qmax）

排尿量（voided volume，Vv）

平均尿流率（average flow rate，Qave）

排尿时间（voiding time，Vt）

尿流时间（flow time，Ft）

尿流率曲线（flow curve）

间断尿流率曲线（intermittent uroflow curve）

原发性脊髓拴系综合征（primary tethered cord syndrome，PTCS）

国际尿失禁标准问卷（International Consultation on Incontinence Questionnaire，ICIQ）

门诊尿流率检查（outpatient-uroflowmetry，OUF）

家庭尿流率检查（home uroflowmetry，HUF）

最大膀胱容量（maximum cystometric capacity，MCC）

测定膀胱最大容量（cystometry bladdercapacity，CBC）

影像尿流动力学检查（video urodynamics study，VUDS）

压力流率测定（pressure flow study，PFS）

膀胱压力容积测定（cystometrogram，CMG）

动态尿动力学监测（ambulatory urodynamics monitoring，AUM）

逼尿肌 – 膀胱颈协同失调（detrusor bladder neck dyssynergia，DBND）

膀胱输尿管反流（vesicoureteral reflux，VUR）

神经源性膀胱（neuropathic bladder，NB）

神经源性下尿路功能障碍（neurogenic lower urinary tract dysfunction，NLUTD）

漏尿点压力（leak point pressure，LPP）

排尿基础治疗（urotherapy）

遗尿报警器（enuresis alarm，EA）

前脉冲抑制水平（prepulse inhibition，PPI）

神经电刺激（Electrical nerve stimulation，ENS）

下尿路排尿功能障碍（lower urinary tract dysfunction，LUTD）

下尿路症状（lower urinary tract symptoms，LUTS）

系统性红斑狼疮（systemic lupus erythematosus，SLE）

膀胱直肠功能障碍（bladder and bowel dysfunction，BBD）

对立违抗性障碍（oppositional defiantdisorder，ODD）

N- 乙酰天冬氨酸（N-acetyl-aspartate，NAA）

清洁间歇导尿（clean intermittent catheterization，CIC）

儿童泌尿系感染（urinary tract infection，UTI）

醋酸去氨加压素（desmopressin acetate，DDAVP）

出版者后记
Postscript

　　科学技术文献出版社自1973年成立即开始出版医学图书，40余年来，医学图书的内容和出版形式都发生了很大变化，这些无一不与医学的发展和进步相关。《中国医学临床百家》从2016年策划至今，感谢600余位权威专家对每本书、每个细节的精雕细琢，现已出版作品近百种。2018年，丛书全面展开学科总主编制，由各个学科权威专家指导本学科相关出版工作，我们以饱满的热情迎来了《中国医学临床百家》丛书各个分卷的诞生，也期待着《中国医学临床百家》丛书的出版工作更加科学与规范。

　　近几年，中国的临床医学有了很大的发展，在国际医学领域也开始崭露头角。以北京天坛医院牵头的CHANCE研究成果改写美国脑血管病二级预防指南为标志，中国一批临床专家的科研成果正在走向世界。但是，这些权威临床专家的科研成果多数首先发表在国外期刊上，之后才在国内期刊、会议中展现。如果出版专著，又为多人合著，专家个人的观点和成果精华被稀释。为改变这种零落的展现方式，作为科技部主管的唯一一家出版机构，我们有责任为中国的临床医生提供一个系统展示临床研究成果的舞台。为此，我们策划出版了这套高端医学专著——《中国医学临床百家》丛书。

"百家"既指临床各学科的权威专家,也取百家争鸣之义。

丛书中每一本书阐述一种疾病的最新研究成果及专家观点,按年度持续出版,强调医学知识的权威性和时效性,以期细致、连续、全面展示我国临床医学的发展历程。与其他医学专著相比,本丛书具有出版周期短、持续性强、主题突出、内容精练、阅读体验佳等特点。在图书出版的同时,同步通过万方数据库等互联网平台进入全国的医院,让各级临床医生和医学科研人员通过数据库检索到专家观点,并能迅速在临床实践中得以应用。

在与作者沟通过程中,他们对丛书出版的高度认可给了我们坚定的信心。北京协和医院邱贵兴院士说"这个项目是出版界的创新⋯⋯项目持续开展下去,对促进中国临床学科的发展能起到很大作用"。北京大学第一医院霍勇教授认为"百家丛书很有意义"。我们感谢这么多临床专家积极参与本丛书的写作,他们在深夜里的奋笔,感动着我们,鼓舞着我们,这是对本丛书的巨大支持,也是对我们出版工作的肯定,我们由衷地感谢作者的支持与付出!

在传统媒体与新兴媒体相融合的今天,打造好这套在互联网时代出版与传播的高端医学专著,为临床科研成果的快速转化服务,为中国临床医学的创新及临床医生诊疗水平的提升服务,我们一直在努力!

科学技术文献出版社

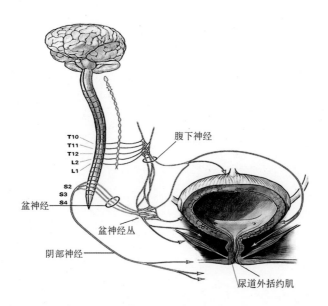

图 2　膀胱和尿道的神经支配（正文见 019 页）

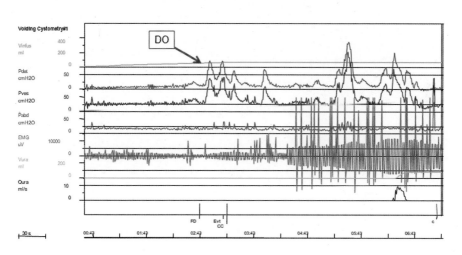

男，8 岁，顽固性遗尿；近 2 年出现白天尿失禁。

图 4　尿动力学检查（压力流率测定）显示有逼尿肌过度活动（DO）（正文见 033 页）

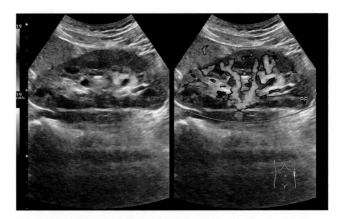

男，8 岁，正常肾脏。左图为冠状断面显示灰阶模式下肾脏形态外凸内凹呈蚕豆形。右图为彩色多普勒模式下的血流图，红色为动脉血流，蓝色为静脉血流。

图 7　肾脏形态及血流（见正文 056 页）

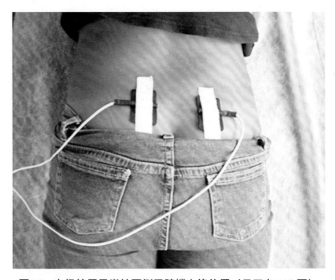

图 18　电极放置于脊柱两侧平髂嵴上缘位置（见正文 160 页）